Dieses Buch gehört

👤	Name:	_______________________
🏠	Straße/Nr:	_______________________
📍	PLZ/Ort:	_______________________
📞	Haustelefon:	_______________________
📱	Mobiltelefon:	_______________________
✉	Email:	_______________________

JAHRESÜBERSICHT

	JANUAR	FEBRUAR	MÄRZ	APRIL	MAI	JUNI	JULI	AUGUST	SEPTEMBER	OKTOBER	NOVEMBER	DEZEMBER
1												
2												
3												
4												
5												
6												
7												
8												
9												
10												
11												
12												
13												
14												
15												
16												
17												
18												
19												
20												
21												
22												
23												
24												
25												
26												
27												
28												
29												
30												
31												
Summe												

Kreuzen Sie die Tage an, an denen Sie Schmerzen hatten. Tragen Sie die Gesamtanzahl der Schmerztage des jeweiligen Monats in die Summenspalte.

Mithilfe dieser Übersicht erkennen Sie schnell die Häufigkeit Ihrer Schmerzen und zu welcher Jahreszeit sie vermehrt auftreten.

Datum ____________________

Tag   MO   DI   MI   DO   FR   SA   SO

🕐 Schmerzbeginn: ___________________

🕐 Schmerzende: ___________________

🕐 Dauer: ___________________

☀ Wetterbedingung: _______________

🌡 Temperatur: _______________

Markiere die Stelle an der du Schmerzen verspürst

Intensität der Schmerzen   0 1 2 3 4 5 6 7 8 9 10

Leichte Schmerzen   Starke Schmerzen

Art der Schmerzen

❑ Stechend   ❑ Ziehend   ❑ Brennend   ❑ Unbeschreibbar

❑ Pochend   ❑ Drückend   ❑ Kribbelnd   ❑ _____________

Vermutete Auslöser

❑ ___________________________

❑ ___________________________

❑ ___________________________

Begleitsymptome

❑ ___________________________

❑ ___________________________

❑ ___________________________

Was hat geholfen?

____

____

____

____

____

Zusätzliche Notizen

____

____

____

____

____

Datum _______________________

Tag   MO   DI   MI   DO   FR   SA   SO

Schmerzbeginn: _______________

Schmerzende: _______________

Dauer: _______________

☀ Wetterbedingung: _______________

🌡 Temperatur: _______________

Markiere die Stelle an der du Schmerzen verspürst

Intensität der Schmerzen   0   1   2   3   4   5   6   7   8   9   10

Leichte Schmerzen   Starke Schmerzen

Art der Schmerzen

☐ Stechend   ☐ Ziehend   ☐ Brennend   ☐ Unbeschreibbar

☐ Pochend   ☐ Drückend   ☐ Kribbelnd   ☐ _______________

Vermutete Auslöser

☐ _______________________________

☐ _______________________________

☐ _______________________________

Begleitsymptome

☐ _______________________________

☐ _______________________________

☐ _______________________________

Was hat geholfen?

____

____

____

____

____

Zusätzliche Notizen

____

____

____

____

____

| **Datum** ___________________________ |

Tag MO DI MI DO FR SA SO

🕐 Schmerzbeginn: ___________________

🕐 Schmerzende: ___________________

🕐 Dauer: ___________________

☀ Wetterbedingung: _______________

🌡 Temperatur: _______________

Markiere die Stelle an der du Schmerzen verspürst

Intensität der Schmerzen   0 1 2 3 4 5 6 7 8 9 10

Leichte Schmerzen   Starke Schmerzen

Art der Schmerzen

❑ Stechend ❑ Ziehend ❑ Brennend ❑ Unbeschreibbar

❑ Pochend ❑ Drückend ❑ Kribbelnd ❑ _______________

Vermutete Auslöser

❑ _______________________
❑ _______________________
❑ _______________________

Begleitsymptome

❑ _______________________
❑ _______________________
❑ _______________________

Was hat geholfen?

____
____
____
____
____

Zusätzliche Notizen

____
____
____
____
____

| **Datum** _________________________ |

Tag   MO   DI   MI   DO   FR   SA   SO

🕐 Schmerzbeginn: _________________

🕐 Schmerzende: _________________

🕐 Dauer: _________________

☀ Wetterbedingung: _____________

🌡 Temperatur: _____________

Markiere die Stelle an der du Schmerzen verspürst

Intensität der Schmerzen   0   1   2   3   4   5   6   7   8   9   10

Leichte Schmerzen   Starke Schmerzen

Art der Schmerzen

❑ Stechend   ❑ Ziehend   ❑ Brennend   ❑ Unbeschreibbar

❑ Pochend   ❑ Drückend   ❑ Kribbelnd   ❑ _____________

Vermutete Auslöser

❑ _______________________

❑ _______________________

❑ _______________________

Begleitsymptome

❑ _______________________

❑ _______________________

❑ _______________________

Was hat geholfen?

____

____

____

____

____

Zusätzliche Notizen

____

____

____

____

____

Datum _______________________

Tag   MO   DI   MI   DO   FR   SA   SO

🕐 Schmerzbeginn: _______________

🕐 Schmerzende: _______________

🕐 Dauer: _______________

☀ Wetterbedingung: _______________

🌡 Temperatur: _______________

Markiere die Stelle an der du Schmerzen verspürst

Intensität der Schmerzen   0 1 2 3 4 5 6 7 8 9 10

Leichte Schmerzen   Starke Schmerzen

Art der Schmerzen

❑ Stechend   ❑ Ziehend   ❑ Brennend   ❑ Unbeschreibbar

❑ Pochend   ❑ Drückend   ❑ Kribbelnd   ❑ _______________

Vermutete Auslöser

❑ _______________________

❑ _______________________

❑ _______________________

Begleitsymptome

❑ _______________________

❑ _______________________

❑ _______________________

Was hat geholfen?

____

____

____

____

Zusätzliche Notizen

____

____

____

____

Datum _______________________

Tag MO   DI   MI   DO   FR   SA   SO

🕐 Schmerzbeginn: _______________

🕐 Schmerzende: _______________

🕐 Dauer: _______________

☀ Wetterbedingung: _______________

🌡 Temperatur: _______________

Markiere die Stelle an der du Schmerzen verspürst

Intensität der Schmerzen   0   1   2   3   4   5   6   7   8   9   10

Leichte Schmerzen   Starke Schmerzen

Art der Schmerzen

❑ Stechend   ❑ Ziehend   ❑ Brennend   ❑ Unbeschreibbar

❑ Pochend   ❑ Drückend   ❑ Kribbelnd   ❑ _______________

Vermutete Auslöser

❑ _______________________________

❑ _______________________________

❑ _______________________________

Begleitsymptome

❑ _______________________________

❑ _______________________________

❑ _______________________________

Was hat geholfen?

____

____

____

____

____

Zusätzliche Notizen

____

____

____

____

____

Datum _______________________

Tag   MO   DI   MI   DO   FR   SA   SO

🕐 Schmerzbeginn: _______________________

🕐 Schmerzende: _______________________

🕐 Dauer: _______________________

☀ Wetterbedingung: _______________________

🌡 Temperatur: _______________________

Markiere die Stelle an der du Schmerzen verspürst

Intensität der Schmerzen   0 1 2 3 4 5 6 7 8 9 10

Leichte Schmerzen   Starke Schmerzen

Art der Schmerzen

❑ Stechend ❑ Ziehend ❑ Brennend ❑ Unbeschreibbar

❑ Pochend ❑ Drückend ❑ Kribbelnd ❑ _______________

Vermutete Auslöser

❑ _______________________

❑ _______________________

❑ _______________________

Begleitsymptome

❑ _______________________

❑ _______________________

❑ _______________________

Was hat geholfen?

____

____

____

____

____

Zusätzliche Notizen

____

____

____

____

____

Datum _________________________

Tag   MO   DI   MI   DO   FR   SA   SO

🕐 Schmerzbeginn: _____________________

🕐 Schmerzende: _____________________

🕐 Dauer: _____________________

☀ Wetterbedingung: _____________________

🌡 Temperatur: _____________________

Markiere die Stelle an der du Schmerzen verspürst

Intensität der Schmerzen   0   1   2   3   4   5   6   7   8   9   10

Leichte Schmerzen   Starke Schmerzen

Art der Schmerzen

❏ Stechend   ❏ Ziehend   ❏ Brennend   ❏ Unbeschreibbar

❏ Pochend   ❏ Drückend   ❏ Kribbelnd   ❏ _____________

Vermutete Auslöser

❏ _____________________

❏ _____________________

❏ _____________________

Begleitsymptome

❏ _____________________

❏ _____________________

❏ _____________________

Was hat geholfen?

____

____

____

____

____

____

Zusätzliche Notizen

____

____

____

____

____

____

Datum _________________________

Tag   MO   DI   MI   DO   FR   SA   SO

🕐 Schmerzbeginn: _________________

🕐 Schmerzende: _________________

🕐 Dauer: _________________

☀ Wetterbedingung: _________________

🌡 Temperatur: _________________

Markiere die Stelle an der du Schmerzen verspürst

Intensität der Schmerzen   0 1 2 3 4 5 6 7 8 9 10

Leichte Schmerzen   Starke Schmerzen

Art der Schmerzen

❑ Stechend   ❑ Ziehend   ❑ Brennend   ❑ Unbeschreibbar

❑ Pochend   ❑ Drückend   ❑ Kribbelnd   ❑ _____________

Vermutete Auslöser

❑ _________________________

❑ _________________________

❑ _________________________

Begleitsymptome

❑ _________________________

❑ _________________________

❑ _________________________

Was hat geholfen?

____

____

____

____

____

Zusätzliche Notizen

____

____

____

____

____

Datum _______________________________

Tag   MO   DI   MI   DO   FR   SA   SO

🕐 Schmerzbeginn: _______________

🕐 Schmerzende: _______________

🕐 Dauer: _______________

☀ Wetterbedingung: _______________

🌡 Temperatur: _______________

Markiere die Stelle an der du Schmerzen verspürst

Intensität der Schmerzen   0   1   2   3   4   5   6   7   8   9   10

Leichte Schmerzen   Starke Schmerzen

Art der Schmerzen

☐ Stechend   ☐ Ziehend   ☐ Brennend   ☐ Unbeschreibbar

☐ Pochend   ☐ Drückend   ☐ Kribbelnd   ☐ _______________

Vermutete Auslöser

☐ _______________________________

☐ _______________________________

☐ _______________________________

Begleitsymptome

☐ _______________________________

☐ _______________________________

☐ _______________________________

Was hat geholfen?

____

____

____

____

____

Zusätzliche Notizen

____

____

____

____

____

Datum _______________________

Tag   MO   DI   MI   DO   FR   SA   SO

🕐 Schmerzbeginn: _______________   ☀ Wetterbedingung: _______________
🕐 Schmerzende: _______________   🌡 Temperatur: _______________
🕐 Dauer: _______________

Markiere die Stelle an der du Schmerzen verspürst

Intensität der Schmerzen   0 1 2 3 4 5 6 7 8 9 10

Leichte Schmerzen   Starke Schmerzen

Art der Schmerzen

❑ Stechend   ❑ Ziehend   ❑ Brennend   ❑ Unbeschreibbar
❑ Pochend   ❑ Drückend   ❑ Kribbelnd   ❑ _______________

Vermutete Auslöser

❑ _______________________
❑ _______________________
❑ _______________________

Begleitsymptome

❑ _______________________
❑ _______________________
❑ _______________________

Was hat geholfen?

____
____
____
____
____

Zusätzliche Notizen

____
____
____
____
____

Datum ________________________

Tag MO DI MI DO FR SA SO

🕐 Schmerzbeginn: ________________

🕐 Schmerzende: ________________

🕐 Dauer: ________________

☀ Wetterbedingung: ________________

🌡 Temperatur: ________________

Markiere die Stelle an der du Schmerzen verspürst

Intensität der Schmerzen　　0　1　2　3　4　5　6　7　8　9　10

Leichte Schmerzen　　　　　　　　Starke Schmerzen

Art der Schmerzen

❑ Stechend　　❑ Ziehend　　❑ Brennend　　❑ Unbeschreibbar

❑ Pochend　　❑ Drückend　　❑ Kribbelnd　　❑ ________________

Vermutete Auslöser

❑ ________________________________

❑ ________________________________

❑ ________________________________

Begleitsymptome

❑ ________________________________

❑ ________________________________

❑ ________________________________

Was hat geholfen?

____

____

____

____

____

Zusätzliche Notizen

____

____

____

____

____

Datum _______________________

Tag   MO   DI   MI   DO   FR   SA   SO

🕐 Schmerzbeginn: _______________

🕐 Schmerzende: _______________

🕐 Dauer: _______________

☀ Wetterbedingung: _______________

🌡 Temperatur: _______________

Markiere die Stelle an der du Schmerzen verspürst

Intensität der Schmerzen   0 1 2 3 4 5 6 7 8 9 10

Leichte Schmerzen   Starke Schmerzen

Art der Schmerzen

❑ Stechend   ❑ Ziehend   ❑ Brennend   ❑ Unbeschreibbar

❑ Pochend   ❑ Drückend   ❑ Kribbelnd   ❑ _______________

Vermutete Auslöser

❑ _______________________

❑ _______________________

❑ _______________________

Begleitsymptome

❑ _______________________

❑ _______________________

❑ _______________________

Was hat geholfen?

____

____

____

____

____

____

Zusätzliche Notizen

____

____

____

____

____

____

Datum _________________________

Tag   MO   DI   MI   DO   FR   SA   SO

🕐 Schmerzbeginn: _________________

🕐 Schmerzende: _________________

🕐 Dauer: _________________

☀ Wetterbedingung: _____________

🌡 Temperatur: _____________

Markiere die Stelle an der du Schmerzen verspürst

Intensität der Schmerzen   0   1   2   3   4   5   6   7   8   9   10

Leichte Schmerzen   Starke Schmerzen

Art der Schmerzen

☐ Stechend   ☐ Ziehend   ☐ Brennend   ☐ Unbeschreibbar

☐ Pochend   ☐ Drückend   ☐ Kribbelnd   ☐ _____________

Vermutete Auslöser

☐ _________________________

☐ _________________________

☐ _________________________

Begleitsymptome

☐ _________________________

☐ _________________________

☐ _________________________

Was hat geholfen?

____

____

____

____

____

____

Zusätzliche Notizen

____

____

____

____

____

____

Datum _______________________

Tag   MO   DI   MI   DO   FR   SA   SO

🕐 Schmerzbeginn: _______________

🕐 Schmerzende: _______________

🕐 Dauer: _______________

☀ Wetterbedingung: _______________

🌡 Temperatur: _______________

Intensität der Schmerzen   0 1 2 3 4 5 6 7 8 9 10

Leichte Schmerzen   Starke Schmerzen

Art der Schmerzen

❏ Stechend   ❏ Ziehend   ❏ Brennend   ❏ Unbeschreibbar

❏ Pochend   ❏ Drückend   ❏ Kribbelnd   ❏ _______________

Vermutete Auslöser

❏ _______________________________

❏ _______________________________

❏ _______________________________

Begleitsymptome

❏ _______________________________

❏ _______________________________

❏ _______________________________

Was hat geholfen?

____

____

____

____

____

____

Zusätzliche Notizen

____

____

____

____

____

____

Datum __________________________

Tag   MO   DI   MI   DO   FR   SA   SO

🕐 Schmerzbeginn: __________________

🕐 Schmerzende: __________________

🕐 Dauer: __________________

☀ Wetterbedingung: ______________

🌡 Temperatur: ______________

Markiere die Stelle an der du Schmerzen verspürst

Intensität der Schmerzen   0   1   2   3   4   5   6   7   8   9   10

Leichte Schmerzen   Starke Schmerzen

Art der Schmerzen

❏ Stechend   ❏ Ziehend   ❏ Brennend   ❏ Unbeschreibbar

❏ Pochend   ❏ Drückend   ❏ Kribbelnd   ❏ ______________

Vermutete Auslöser

❏ ______________________________

❏ ______________________________

❏ ______________________________

Begleitsymptome

❏ ______________________________

❏ ______________________________

❏ ______________________________

Was hat geholfen?

____

____

____

____

____

Zusätzliche Notizen

____

____

____

____

____

Datum _______________________

Tag   MO   DI   MI   DO   FR   SA   SO

🕐 Schmerzbeginn: _______________

🕐 Schmerzende: _______________

🕐 Dauer: _______________

☀ Wetterbedingung: _______________

🌡 Temperatur: _______________

Markiere die Stelle an der du Schmerzen verspürst

Intensität der Schmerzen   0 1 2 3 4 5 6 7 8 9 10

Leichte Schmerzen   Starke Schmerzen

Art der Schmerzen

❏ Stechend   ❏ Ziehend   ❏ Brennend   ❏ Unbeschreibbar

❏ Pochend   ❏ Drückend   ❏ Kribbelnd   ❏ _______________

Vermutete Auslöser

❏ _______________________

❏ _______________________

❏ _______________________

Begleitsymptome

❏ _______________________

❏ _______________________

❏ _______________________

Was hat geholfen?

____

____

____

____

____

Zusätzliche Notizen

____

____

____

____

____

Datum ________________________

Tag   MO DI MI DO FR SA SO

🕐 Schmerzbeginn: ________________

🕐 Schmerzende: ________________

🕐 Dauer: ________________

☀ Wetterbedingung: ________________

🌡 Temperatur: ________________

Markiere die Stelle an der du Schmerzen verspürst

Intensität der Schmerzen   0 1 2 3 4 5 6 7 8 9 10

Leichte Schmerzen   Starke Schmerzen

Art der Schmerzen

❑ Stechend   ❑ Ziehend   ❑ Brennend   ❑ Unbeschreibbar

❑ Pochend   ❑ Drückend   ❑ Kribbelnd   ❑ ________________

Vermutete Auslöser

❑ ________________________

❑ ________________________

❑ ________________________

Begleitsymptome

❑ ________________________

❑ ________________________

❑ ________________________

Was hat geholfen?

____

____

____

____

____

____

Zusätzliche Notizen

____

____

____

____

____

____

Datum ___________________

Tag   MO   DI   MI   DO   FR   SA   SO

🕐 Schmerzbeginn: ___________________

🕐 Schmerzende: ___________________

🕐 Dauer: ___________________

☀ Wetterbedingung: ___________________

🌡 Temperatur: ___________________

Markiere die Stelle an der du Schmerzen verspürst

Intensität der Schmerzen   0 1 2 3 4 5 6 7 8 9 10

Leichte Schmerzen   Starke Schmerzen

Art der Schmerzen

❑ Stechend   ❑ Ziehend   ❑ Brennend   ❑ Unbeschreibbar

❑ Pochend   ❑ Drückend   ❑ Kribbelnd   ❑ ___________________

Vermutete Auslöser

❑ ___________________
❑ ___________________
❑ ___________________

Begleitsymptome

❑ ___________________
❑ ___________________
❑ ___________________

Was hat geholfen?

____
____
____
____
____

Zusätzliche Notizen

____
____
____
____
____

Tag   MO   DI   MI   DO   FR   SA   SO

Schmerzbeginn: _______________

Schmerzende: _______________

Dauer: _______________

Wetterbedingung: _______________

Temperatur: _______________

Markiere die Stelle an der du Schmerzen verspürst

Intensität der Schmerzen   0   1   2   3   4   5   6   7   8   9   10

Leichte Schmerzen   Starke Schmerzen

Art der Schmerzen

❑ Stechend   ❑ Ziehend   ❑ Brennend   ❑ Unbeschreibbar

❑ Pochend   ❑ Drückend   ❑ Kribbelnd   ❑ _______________

Vermutete Auslöser

❑ _______________________

❑ _______________________

❑ _______________________

Begleitsymptome

❑ _______________________

❑ _______________________

❑ _______________________

Was hat geholfen?

Zusätzliche Notizen

Datum _______________________

Tag MO DI MI DO FR SA SO

🕐 Schmerzbeginn: _______________

🕐 Schmerzende: _______________

🕐 Dauer: _______________

☀ Wetterbedingung: _______________

🌡 Temperatur: _______________

Markiere die Stelle an der du Schmerzen verspürst

Intensität der Schmerzen   0 1 2 3 4 5 6 7 8 9 10

Leichte Schmerzen   Starke Schmerzen

Art der Schmerzen

❑ Stechend   ❑ Ziehend   ❑ Brennend   ❑ Unbeschreibbar

❑ Pochend   ❑ Drückend   ❑ Kribbelnd   ❑ _______________

Vermutete Auslöser

❑ _______________________________

❑ _______________________________

❑ _______________________________

Begleitsymptome

❑ _______________________________

❑ _______________________________

❑ _______________________________

Was hat geholfen?

____

____

____

____

____

Zusätzliche Notizen

____

____

____

____

____

Datum _______________________

Tag MO DI MI DO FR SA SO

Schmerzbeginn: _______________
Schmerzende: _______________
Dauer: _______________

Wetterbedingung: _______________
Temperatur: _______________

Markiere die Stelle an der du Schmerzen verspürst

Intensität der Schmerzen 0 1 2 3 4 5 6 7 8 9 10

Leichte Schmerzen   Starke Schmerzen

Art der Schmerzen

❑ Stechend   ❑ Ziehend   ❑ Brennend   ❑ Unbeschreibbar

❑ Pochend   ❑ Drückend   ❑ Kribbelnd   ❑ _______________

Vermutete Auslöser

❑ _______________________
❑ _______________________
❑ _______________________

Begleitsymptome

❑ _______________________
❑ _______________________
❑ _______________________

Was hat geholfen?

____
____
____
____
____

Zusätzliche Notizen

____
____
____
____
____

Datum _______________________

Tag MO DI MI DO FR SA SO

🕐 Schmerzbeginn: _______________

🕐 Schmerzende: _______________

🕐 Dauer: _______________

☀ Wetterbedingung: _______________

🌡 Temperatur: _______________

Markiere die Stelle an der du Schmerzen verspürst

Intensität der Schmerzen 0 1 2 3 4 5 6 7 8 9 10

Leichte Schmerzen   Starke Schmerzen

Art der Schmerzen

❏ Stechend ❏ Ziehend ❏ Brennend ❏ Unbeschreibbar

❏ Pochend ❏ Drückend ❏ Kribbelnd ❏ _______________

Vermutete Auslöser

❏ _______________________

❏ _______________________

❏ _______________________

Begleitsymptome

❏ _______________________

❏ _______________________

❏ _______________________

Was hat geholfen?

____

____

____

____

____

Zusätzliche Notizen

____

____

____

____

____

| **Datum** ___________________________ |

Tag   MO   DI   MI   DO   FR   SA   SO

🕐 Schmerzbeginn: _______________   ☀ Wetterbedingung: _______________
🕐 Schmerzende: _______________   🌡 Temperatur: _______________
🕐 Dauer: _______________

Markiere die Stelle an der du Schmerzen verspürst

Intensität der Schmerzen   0   1   2   3   4   5   6   7   8   9   10

Leichte Schmerzen   Starke Schmerzen

Art der Schmerzen

❑ Stechend   ❑ Ziehend   ❑ Brennend   ❑ Unbeschreibbar
❑ Pochend   ❑ Drückend   ❑ Kribbelnd   ❑ _______________

Vermutete Auslöser   ## Begleitsymptome

❑ _______________________   ❑ _______________________
❑ _______________________   ❑ _______________________
❑ _______________________   ❑ _______________________

Was hat geholfen?   ## Zusätzliche Notizen

Datum ___________________

Tag   MO   DI   MI   DO   FR   SA   SO

🕐 Schmerzbeginn: ___________________

🕐 Schmerzende: ___________________

🕐 Dauer: ___________________

☀ Wetterbedingung: ___________________

🌡 Temperatur: ___________________

Markiere die Stelle an der du Schmerzen verspürst

Intensität der Schmerzen   0 1 2 3 4 5 6 7 8 9 10

Leichte Schmerzen   Starke Schmerzen

Art der Schmerzen

❑ Stechend   ❑ Ziehend   ❑ Brennend   ❑ Unbeschreibbar

❑ Pochend   ❑ Drückend   ❑ Kribbelnd   ❑ ___________

Vermutete Auslöser

❑ ___________________
❑ ___________________
❑ ___________________

Begleitsymptome

❑ ___________________
❑ ___________________
❑ ___________________

Was hat geholfen?

____
____
____
____
____
____

Zusätzliche Notizen

____
____
____
____
____
____

Datum _______________________

Tag MO   DI   MI   DO   FR   SA   SO

Schmerzbeginn: _______________________

Schmerzende: _______________________

Dauer: _______________________

☀ Wetterbedingung: _______________________

🌡 Temperatur: _______________________

Markiere die Stelle an der du Schmerzen verspürst

Intensität der Schmerzen   0   1   2   3   4   5   6   7   8   9   10

Leichte Schmerzen   Starke Schmerzen

Art der Schmerzen

❑ Stechend   ❑ Ziehend   ❑ Brennend   ❑ Unbeschreibbar

❑ Pochend   ❑ Drückend   ❑ Kribbelnd   ❑ _______________

Vermutete Auslöser

❑ _______________________

❑ _______________________

❑ _______________________

Begleitsymptome

❑ _______________________

❑ _______________________

❑ _______________________

Was hat geholfen?

____

____

____

____

____

Zusätzliche Notizen

____

____

____

____

____

Datum _________________________

Tag   MO   DI   MI   DO   FR   SA   SO

🕐 Schmerzbeginn: _________________   ☀ Wetterbedingung: _______________

🕐 Schmerzende: _________________   🌡 Temperatur: _______________

🕐 Dauer: _________________

Markiere die Stelle an der du Schmerzen verspürst

Intensität der Schmerzen   0 1 2 3 4 5 6 7 8 9 10

Leichte Schmerzen   Starke Schmerzen

Art der Schmerzen

❏ Stechend   ❏ Ziehend   ❏ Brennend   ❏ Unbeschreibbar

❏ Pochend   ❏ Drückend   ❏ Kribbelnd   ❏ _______________

Vermutete Auslöser

❏ _______________________

❏ _______________________

❏ _______________________

Begleitsymptome

❏ _______________________

❏ _______________________

❏ _______________________

Was hat geholfen?

____

____

____

____

____

____

Zusätzliche Notizen

____

____

____

____

____

____

Datum _______________________

Tag MO DI MI DO FR SA SO

🕐 Schmerzbeginn: _______________

🕐 Schmerzende: _______________

🕐 Dauer: _______________

☀ Wetterbedingung: _______________

🌡 Temperatur: _______________

Markiere die Stelle an der du Schmerzen verspürst

Intensität der Schmerzen   0   1   2   3   4   5   6   7   8   9   10

Leichte Schmerzen   Starke Schmerzen

Art der Schmerzen

❑ Stechend   ❑ Ziehend   ❑ Brennend   ❑ Unbeschreibbar

❑ Pochend   ❑ Drückend   ❑ Kribbelnd   ❑ _______________

Vermutete Auslöser

❑ _______________________

❑ _______________________

❑ _______________________

Begleitsymptome

❑ _______________________

❑ _______________________

❑ _______________________

Was hat geholfen?

____

____

____

____

____

____

Zusätzliche Notizen

____

____

____

____

____

____

Datum _________________________

Tag MO   DI   MI   DO   FR   SA   SO

🕐 Schmerzbeginn: _________________

🕐 Schmerzende: _________________

🕐 Dauer: _________________

☀ Wetterbedingung: _____________

🌡 Temperatur: _____________

Markiere die Stelle an der du Schmerzen verspürst

Intensität der Schmerzen   0 1 2 3 4 5 6 7 8 9 10

Leichte Schmerzen   Starke Schmerzen

Art der Schmerzen

❑ Stechend ❑ Ziehend ❑ Brennend ❑ Unbeschreibbar

❑ Pochend ❑ Drückend ❑ Kribbelnd ❑ _____________

Vermutete Auslöser

❑ _____________________________

❑ _____________________________

❑ _____________________________

Begleitsymptome

❑ _____________________________

❑ _____________________________

❑ _____________________________

Was hat geholfen?

____

____

____

____

____

Zusätzliche Notizen

____

____

____

____

____

Datum ______________________

Tag MO   DI   MI   DO   FR   SA   SO

🕐 Schmerzbeginn: ______________   ☀ Wetterbedingung: ______________

🕐 Schmerzende: ______________   🌡 Temperatur: ______________

🕐 Dauer: ______________

Markiere die Stelle an der du Schmerzen verspürst

Intensität der Schmerzen   0 1 2 3 4 5 6 7 8 9 10

       Leichte Schmerzen   Starke Schmerzen

Art der Schmerzen

❑ Stechend   ❑ Ziehend   ❑ Brennend   ❑ Unbeschreibbar

❑ Pochend   ❑ Drückend   ❑ Kribbelnd   ❑ ______________

Vermutete Auslöser

❑ ________________________________

❑ ________________________________

❑ ________________________________

Begleitsymptome

❑ ________________________________

❑ ________________________________

❑ ________________________________

Was hat geholfen?

____

____

____

____

____

____

Zusätzliche Notizen

____

____

____

____

____

____

Datum _______________________

Tag   MO   DI   MI   DO   FR   SA   SO

🕐 Schmerzbeginn: _______________

🕐 Schmerzende: _______________

🕐 Dauer: _______________

☀ Wetterbedingung: _______________

🌡 Temperatur: _______________

Markiere die Stelle an der du Schmerzen verspürst

Intensität der Schmerzen   0 1 2 3 4 5 6 7 8 9 10

Leichte Schmerzen   Starke Schmerzen

Art der Schmerzen

❏ Stechend   ❏ Ziehend   ❏ Brennend   ❏ Unbeschreibbar

❏ Pochend   ❏ Drückend   ❏ Kribbelnd   ❏ _______________

Vermutete Auslöser

❏ _______________________________

❏ _______________________________

❏ _______________________________

Begleitsymptome

❏ _______________________________

❏ _______________________________

❏ _______________________________

Was hat geholfen?

____

____

____

____

____

____

Zusätzliche Notizen

____

____

____

____

____

____

Datum	_________________________

Tag   MO   DI   MI   DO   FR   SA   SO

🕐 Schmerzbeginn: _____________________

🕐 Schmerzende: _____________________

🕐 Dauer: _____________________

☀ Wetterbedingung: _______________

🌡 Temperatur: _______________

Markiere die Stelle an der du Schmerzen verspürst

Intensität der Schmerzen   0   1   2   3   4   5   6   7   8   9   10

Leichte Schmerzen   Starke Schmerzen

Art der Schmerzen

❑ Stechend   ❑ Ziehend   ❑ Brennend   ❑ Unbeschreibbar

❑ Pochend   ❑ Drückend   ❑ Kribbelnd   ❑ _____________

Vermutete Auslöser

❑ _____________________________

❑ _____________________________

❑ _____________________________

Begleitsymptome

❑ _____________________________

❑ _____________________________

❑ _____________________________

Was hat geholfen?

____

____

____

____

____

____

Zusätzliche Notizen

____

____

____

____

____

____

Datum _______________________

Tag   MO   DI   MI   DO   FR   SA   SO

🕐 Schmerzbeginn: _______________

🕐 Schmerzende: _______________

🕐 Dauer: _______________

☀ Wetterbedingung: _______________

🌡 Temperatur: _______________

Markiere die Stelle an der du Schmerzen verspürst

Intensität der Schmerzen   0 1 2 3 4 5 6 7 8 9 10

Leichte Schmerzen   Starke Schmerzen

Art der Schmerzen

❑ Stechend   ❑ Ziehend   ❑ Brennend   ❑ Unbeschreibbar

❑ Pochend   ❑ Drückend   ❑ Kribbelnd   ❑ _______________

Vermutete Auslöser

❑ _______________________

❑ _______________________

❑ _______________________

Begleitsymptome

❑ _______________________

❑ _______________________

❑ _______________________

Was hat geholfen?

____

____

____

____

____

____

Zusätzliche Notizen

____

____

____

____

____

____

| **Datum** _________________________ |

Tag   MO   DI   MI   DO   FR   SA   SO

🕐 Schmerzbeginn: _______________

🕐 Schmerzende: _______________

🕐 Dauer: _______________

☀ Wetterbedingung: _______________

🌡 Temperatur: _______________

Markiere die Stelle an der du Schmerzen verspürst

Intensität der Schmerzen   0   1   2   3   4   5   6   7   8   9   10

Leichte Schmerzen   Starke Schmerzen

Art der Schmerzen

❑ Stechend ❑ Ziehend ❑ Brennend ❑ Unbeschreibbar

❑ Pochend ❑ Drückend ❑ Kribbelnd ❑ _______________

Vermutete Auslöser

❑ _______________________________

❑ _______________________________

❑ _______________________________

Begleitsymptome

❑ _______________________________

❑ _______________________________

❑ _______________________________

Was hat geholfen?

____

____

____

____

____

____

Zusätzliche Notizen

____

____

____

____

____

____

| **Datum** _________________________ |

Tag   MO   DI   MI   DO   FR   SA   SO

🕐 Schmerzbeginn: _________________

🕐 Schmerzende: _________________

🕐 Dauer: _________________

☀ Wetterbedingung: _________________

🌡 Temperatur: _________________

Intensität der Schmerzen   0 1 2 3 4 5 6 7 8 9 10

Leichte Schmerzen   Starke Schmerzen

Art der Schmerzen

❏ Stechend   ❏ Ziehend   ❏ Brennend   ❏ Unbeschreibbar

❏ Pochend   ❏ Drückend   ❏ Kribbelnd   ❏ _____________

Vermutete Auslöser

❏ _______________________________

❏ _______________________________

❏ _______________________________

Begleitsymptome

❏ _______________________________

❏ _______________________________

❏ _______________________________

Was hat geholfen?

____

____

____

____

____

Zusätzliche Notizen

____

____

____

____

____

Datum _________________________

Tag   MO   DI   MI   DO   FR   SA   SO

🕐 Schmerzbeginn: _______________

🕐 Schmerzende: _______________

🕐 Dauer: _______________

☀ Wetterbedingung: _______________

🌡 Temperatur: _______________

Markiere die Stelle an der du Schmerzen verspürst

Intensität der Schmerzen   0 1 2 3 4 5 6 7 8 9 10

Leichte Schmerzen   Starke Schmerzen

Art der Schmerzen

❑ Stechend   ❑ Ziehend   ❑ Brennend   ❑ Unbeschreibbar

❑ Pochend   ❑ Drückend   ❑ Kribbelnd   ❑ _______________

Vermutete Auslöser

❑ _______________________________

❑ _______________________________

❑ _______________________________

Begleitsymptome

❑ _______________________________

❑ _______________________________

❑ _______________________________

Was hat geholfen?

____

____

____

____

____

____

Zusätzliche Notizen

____

____

____

____

____

____

Datum ______________________

Tag MO DI MI DO FR SA SO

🕐 Schmerzbeginn: ______________________

🕐 Schmerzende: ______________________

🕐 Dauer: ______________________

☀ Wetterbedingung: ______________

🌡 Temperatur: ______________

Markiere die Stelle an der du Schmerzen verspürst

Intensität der Schmerzen   0 1 2 3 4 5 6 7 8 9 10

Leichte Schmerzen   Starke Schmerzen

Art der Schmerzen

❑ Stechend   ❑ Ziehend   ❑ Brennend   ❑ Unbeschreibbar

❑ Pochend   ❑ Drückend   ❑ Kribbelnd   ❑ ______________

Vermutete Auslöser

❑ ______________________

❑ ______________________

❑ ______________________

Begleitsymptome

❑ ______________________

❑ ______________________

❑ ______________________

Was hat geholfen?

____

____

____

____

____

____

Zusätzliche Notizen

____

____

____

____

____

____

Datum _______________________

Tag MO   DI   MI   DO   FR   SA   SO

🕐 Schmerzbeginn: _______________

🕐 Schmerzende: _______________

🕐 Dauer: _______________

☀ Wetterbedingung: _______________

🌡 Temperatur: _______________

Intensität der Schmerzen   0   1   2   3   4   5   6   7   8   9   10

Leichte Schmerzen   Starke Schmerzen

Art der Schmerzen

❑ Stechend   ❑ Ziehend   ❑ Brennend   ❑ Unbeschreibbar

❑ Pochend   ❑ Drückend   ❑ Kribbelnd   ❑ _______________

Vermutete Auslöser

❑ _______________________

❑ _______________________

❑ _______________________

Begleitsymptome

❑ _______________________

❑ _______________________

❑ _______________________

Was hat geholfen?

____
____
____
____
____
____

Zusätzliche Notizen

____
____
____
____
____
____

Datum _______________________

Tag MO DI MI DO FR SA SO

🕐 Schmerzbeginn: _______________

🕐 Schmerzende: _______________

🕐 Dauer: _______________

☀ Wetterbedingung: _______________

🌡 Temperatur: _______________

Markiere die Stelle an der du Schmerzen verspürst

Intensität der Schmerzen   0 1 2 3 4 5 6 7 8 9 10

Leichte Schmerzen   Starke Schmerzen

Art der Schmerzen

❑ Stechend   ❑ Ziehend   ❑ Brennend   ❑ Unbeschreibbar

❑ Pochend   ❑ Drückend   ❑ Kribbelnd   ❑ _______________

Vermutete Auslöser

❑ _______________________

❑ _______________________

❑ _______________________

Begleitsymptome

❑ _______________________

❑ _______________________

❑ _______________________

Was hat geholfen?

____

____

____

____

____

Zusätzliche Notizen

____

____

____

____

____

| **Datum** ________________________ |

Tag MO   DI   MI   DO   FR   SA   SO

🕐 Schmerzbeginn: ________________   ☀ Wetterbedingung: ________________
🕐 Schmerzende: ________________   🌡 Temperatur: ________________
🕐 Dauer: ________________

Markiere die Stelle an der du Schmerzen verspürst

Intensität der Schmerzen   0   1   2   3   4   5   6   7   8   9   10

Leichte Schmerzen   Starke Schmerzen

Art der Schmerzen

❑ Stechend   ❑ Ziehend   ❑ Brennend   ❑ Unbeschreibbar
❑ Pochend   ❑ Drückend   ❑ Kribbelnd   ❑ ________________

Vermutete Auslöser

❑ ________________________________
❑ ________________________________
❑ ________________________________

Begleitsymptome

❑ ________________________________
❑ ________________________________
❑ ________________________________

Was hat geholfen?

____
____
____
____
____
____

Zusätzliche Notizen

____
____
____
____
____
____

Datum _________________________

Tag MO   DI   MI   DO   FR   SA   SO

🕐 Schmerzbeginn: _____________________

🕐 Schmerzende: _____________________

🕐 Dauer: _____________________

☀ Wetterbedingung: _____________

🌡 Temperatur: _____________

Markiere die Stelle an der du Schmerzen verspürst

Intensität der Schmerzen   0 1 2 3 4 5 6 7 8 9 10

Leichte Schmerzen   Starke Schmerzen

Art der Schmerzen

☐ Stechend ☐ Ziehend ☐ Brennend ☐ Unbeschreibbar

☐ Pochend ☐ Drückend ☐ Kribbelnd ☐ _______________

Vermutete Auslöser

☐ _________________________

☐ _________________________

☐ _________________________

Begleitsymptome

☐ _________________________

☐ _________________________

☐ _________________________

Was hat geholfen?

____

____

____

____

____

Zusätzliche Notizen

____

____

____

____

____

Datum _______________________

Tag MO   DI   MI   DO   FR   SA   SO

🕐 Schmerzbeginn: _______________
🕐 Schmerzende: _______________
🕐 Dauer: _______________

☀ Wetterbedingung: _______________
🌡 Temperatur: _______________

Markiere die Stelle an der du Schmerzen verspürst

Intensität der Schmerzen   0   1   2   3   4   5   6   7   8   9   10

Leichte Schmerzen   Starke Schmerzen

Art der Schmerzen

❑ Stechend ❑ Ziehend ❑ Brennend ❑ Unbeschreibbar

❑ Pochend ❑ Drückend ❑ Kribbelnd ❑ _______________

Vermutete Auslöser

❑ _______________________
❑ _______________________
❑ _______________________

Begleitsymptome

❑ _______________________
❑ _______________________
❑ _______________________

Was hat geholfen?

____
____
____
____
____

Zusätzliche Notizen

____
____
____
____
____

Datum _______________________

Tag MO   DI   MI   DO   FR   SA   SO

🕐 Schmerzbeginn: _______________

🕐 Schmerzende: _______________

🕐 Dauer: _______________

☀ Wetterbedingung: _______________

🌡 Temperatur: _______________

Markiere die Stelle an der du Schmerzen verspürst

Intensität der Schmerzen　　0　1　2　3　4　5　6　7　8　9　10

Leichte Schmerzen　　　　　Starke Schmerzen

Art der Schmerzen

❏ Stechend　　❏ Ziehend　　❏ Brennend　　❏ Unbeschreibbar

❏ Pochend　　❏ Drückend　　❏ Kribbelnd　　❏ _______________

Vermutete Auslöser

❏ _______________________________

❏ _______________________________

❏ _______________________________

Begleitsymptome

❏ _______________________________

❏ _______________________________

❏ _______________________________

Was hat geholfen?

____

____

____

____

____

Zusätzliche Notizen

____

____

____

____

____

Datum _______________________

Tag   MO   DI   MI   DO   FR   SA   SO

🕐 Schmerzbeginn: _______________

🕐 Schmerzende: _______________

🕐 Dauer: _______________

☀ Wetterbedingung: _______________

🌡 Temperatur: _______________

Markiere die Stelle an der du Schmerzen verspürst

Intensität der Schmerzen   0   1   2   3   4   5   6   7   8   9   10

Leichte Schmerzen   Starke Schmerzen

Art der Schmerzen

❑ Stechend ❑ Ziehend ❑ Brennend ❑ Unbeschreibbar

❑ Pochend ❑ Drückend ❑ Kribbelnd ❑ _______________

Vermutete Auslöser

❑ _______________________________

❑ _______________________________

❑ _______________________________

Begleitsymptome

❑ _______________________________

❑ _______________________________

❑ _______________________________

Was hat geholfen?

____

____

____

____

____

____

Zusätzliche Notizen

____

____

____

____

____

____

Datum _______________________

Tag   MO   DI   MI   DO   FR   SA   SO

🕐 Schmerzbeginn: _______________

🕐 Schmerzende: _______________

🕐 Dauer: _______________

☀ Wetterbedingung: _______________

🌡 Temperatur: _______________

Intensität der Schmerzen   0   1   2   3   4   5   6   7   8   9   10

Leichte Schmerzen   Starke Schmerzen

Art der Schmerzen

❑ Stechend   ❑ Ziehend   ❑ Brennend   ❑ Unbeschreibbar

❑ Pochend   ❑ Drückend   ❑ Kribbelnd   ❑ _______________

Vermutete Auslöser

❑ _______________________________

❑ _______________________________

❑ _______________________________

Begleitsymptome

❑ _______________________________

❑ _______________________________

❑ _______________________________

Was hat geholfen?

____

____

____

____

____

____

Zusätzliche Notizen

____

____

____

____

____

____

| **Datum** _______________________ |

Tag   MO   DI   MI   DO   FR   SA   SO

🕐 Schmerzbeginn: _______________________

🕐 Schmerzende: _______________________

🕐 Dauer: _______________________

☀ Wetterbedingung: _______________

🌡 Temperatur: _______________

Markiere die Stelle an der du Schmerzen verspürst

Intensität der Schmerzen   0 1 2 3 4 5 6 7 8 9 10

Leichte Schmerzen   Starke Schmerzen

Art der Schmerzen

- ❑ Stechend
- ❑ Ziehend
- ❑ Brennend
- ❑ Unbeschreibbar
- ❑ Pochend
- ❑ Drückend
- ❑ Kribbelnd
- ❑ _______________

Vermutete Auslöser

- ❑ _________________________________
- ❑ _________________________________
- ❑ _________________________________

Begleitsymptome

- ❑ _________________________________
- ❑ _________________________________
- ❑ _________________________________

Was hat geholfen?

____
____
____
____
____
____

Zusätzliche Notizen

____
____
____
____
____
____

Datum _________________________

Tag   MO   DI   MI   DO   FR   SA   SO

🕐 Schmerzbeginn: _________________

🕐 Schmerzende: _________________

🕐 Dauer: _________________

☀ Wetterbedingung: _______________

🌡 Temperatur: _______________

Markiere die Stelle an der du Schmerzen verspürst

Intensität der Schmerzen   0   1   2   3   4   5   6   7   8   9   10

Leichte Schmerzen   Starke Schmerzen

Art der Schmerzen

☐ Stechend   ☐ Ziehend   ☐ Brennend   ☐ Unbeschreibbar

☐ Pochend   ☐ Drückend   ☐ Kribbelnd   ☐ ______________

Vermutete Auslöser

☐ __________________________

☐ __________________________

☐ __________________________

Begleitsymptome

☐ __________________________

☐ __________________________

☐ __________________________

Was hat geholfen?

Zusätzliche Notizen

Datum ______________________

Tag   MO   DI   MI   DO   FR   SA   SO

🕐 Schmerzbeginn: ______________

🕐 Schmerzende: ______________

🕐 Dauer: ______________

☀ Wetterbedingung: ______________

🌡 Temperatur: ______________

Markiere die Stelle an der du Schmerzen verspürst

Intensität der Schmerzen   0   1   2   3   4   5   6   7   8   9   10

Leichte Schmerzen   Starke Schmerzen

Art der Schmerzen

❏ Stechend   ❏ Ziehend   ❏ Brennend   ❏ Unbeschreibbar

❏ Pochend   ❏ Drückend   ❏ Kribbelnd   ❏ ______________

Vermutete Auslöser

❏ ______________________

❏ ______________________

❏ ______________________

Begleitsymptome

❏ ______________________

❏ ______________________

❏ ______________________

Was hat geholfen?

____

____

____

____

____

____

Zusätzliche Notizen

____

____

____

____

____

____

Datum _______________________

Tag   MO   DI   MI   DO   FR   SA   SO

🕐 Schmerzbeginn: _______________

🕐 Schmerzende: _______________

🕐 Dauer: _______________

☀ Wetterbedingung: _______________

🌡 Temperatur: _______________

Markiere die Stelle an der du Schmerzen verspürst

Intensität der Schmerzen   0 1 2 3 4 5 6 7 8 9 10

Leichte Schmerzen   Starke Schmerzen

Art der Schmerzen

❏ Stechend   ❏ Ziehend   ❏ Brennend   ❏ Unbeschreibbar

❏ Pochend   ❏ Drückend   ❏ Kribbelnd   ❏ _____________

Vermutete Auslöser

❏ _______________________

❏ _______________________

❏ _______________________

Begleitsymptome

❏ _______________________

❏ _______________________

❏ _______________________

Was hat geholfen?

____

____

____

____

____

____

Zusätzliche Notizen

____

____

____

____

____

____

Datum ____________________

Tag MO   DI   MI   DO   FR   SA   SO

🕐 Schmerzbeginn: _____________________

🕐 Schmerzende: _____________________

🕐 Dauer: _____________________

☀ Wetterbedingung: _____________________

🌡 Temperatur: _____________________

Markiere die Stelle an der du Schmerzen verspürst

Intensität der Schmerzen   0   1   2   3   4   5   6   7   8   9   10

Leichte Schmerzen   Starke Schmerzen

Art der Schmerzen

❏ Stechend   ❏ Ziehend   ❏ Brennend   ❏ Unbeschreibbar

❏ Pochend   ❏ Drückend   ❏ Kribbelnd   ❏ _____________

Vermutete Auslöser

❏ _____________________

❏ _____________________

❏ _____________________

Begleitsymptome

❏ _____________________

❏ _____________________

❏ _____________________

Was hat geholfen?

____

____

____

____

____

____

Zusätzliche Notizen

____

____

____

____

____

____

Datum _______________________

Tag   MO   DI   MI   DO   FR   SA   SO

🕐 Schmerzbeginn: _______________

🕐 Schmerzende: _______________

🕐 Dauer: _______________

☀ Wetterbedingung: _______________

🌡 Temperatur: _______________

Markiere die Stelle an der du Schmerzen verspürst

Intensität der Schmerzen   0 1 2 3 4 5 6 7 8 9 10

Leichte Schmerzen   Starke Schmerzen

Art der Schmerzen

❑ Stechend   ❑ Ziehend   ❑ Brennend   ❑ Unbeschreibbar

❑ Pochend   ❑ Drückend   ❑ Kribbelnd   ❑ _______________

Vermutete Auslöser

❑ _______________________

❑ _______________________

❑ _______________________

Begleitsymptome

❑ _______________________

❑ _______________________

❑ _______________________

Was hat geholfen?

____

____

____

____

____

____

Zusätzliche Notizen

____

____

____

____

____

____

Datum _______________________

Tag   MO   DI   MI   DO   FR   SA   SO

🕐 Schmerzbeginn: _______________

🕐 Schmerzende: _______________

🕐 Dauer: _______________

☀ Wetterbedingung: _______________

🌡 Temperatur: _______________

Markiere die Stelle an der du Schmerzen verspürst

Intensität der Schmerzen   0   1   2   3   4   5   6   7   8   9   10

Leichte Schmerzen   Starke Schmerzen

Art der Schmerzen

❏ Stechend   ❏ Ziehend   ❏ Brennend   ❏ Unbeschreibbar

❏ Pochend   ❏ Drückend   ❏ Kribbelnd   ❏ _______________

Vermutete Auslöser

❏ _______________________

❏ _______________________

❏ _______________________

Begleitsymptome

❏ _______________________

❏ _______________________

❏ _______________________

Was hat geholfen?

____

____

____

____

____

____

Zusätzliche Notizen

____

____

____

____

____

____

Datum _______________________

Tag   MO   DI   MI   DO   FR   SA   SO

🕐 Schmerzbeginn: _______________

🕐 Schmerzende: _______________

🕐 Dauer: _______________

☀ Wetterbedingung: _______________

🌡 Temperatur: _______________

Markiere die Stelle an der du Schmerzen verspürst

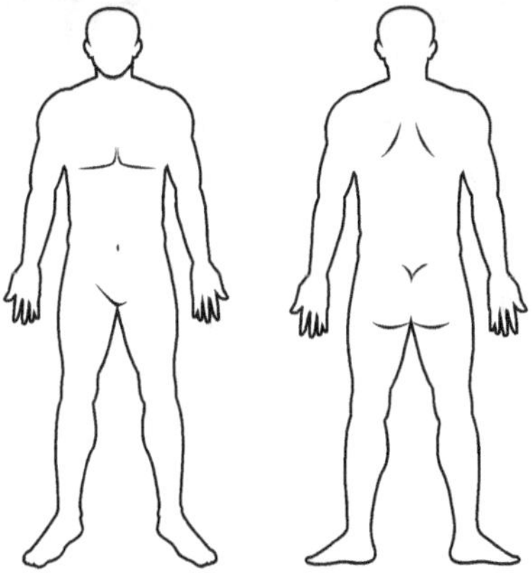

Intensität der Schmerzen   0 1 2 3 4 5 6 7 8 9 10

Leichte Schmerzen   Starke Schmerzen

Art der Schmerzen

❑ Stechend   ❑ Ziehend   ❑ Brennend   ❑ Unbeschreibbar

❑ Pochend   ❑ Drückend   ❑ Kribbelnd   ❑ _______________

Vermutete Auslöser

❑ _______________

❑ _______________

❑ _______________

Begleitsymptome

❑ _______________

❑ _______________

❑ _______________

Was hat geholfen?

____

____

____

____

____

Zusätzliche Notizen

____

____

____

____

____

Datum _______________________

Tag   MO   DI   MI   DO   FR   SA   SO

🕐 Schmerzbeginn: _______________

🕐 Schmerzende: _______________

🕐 Dauer: _______________

☀ Wetterbedingung: _______________

🌡 Temperatur: _______________

Markiere die Stelle an der du Schmerzen verspürst

Intensität der Schmerzen   0   1   2   3   4   5   6   7   8   9   10

Leichte Schmerzen   Starke Schmerzen

Art der Schmerzen

❑ Stechend   ❑ Ziehend   ❑ Brennend   ❑ Unbeschreibbar

❑ Pochend   ❑ Drückend   ❑ Kribbelnd   ❑ _______________

Vermutete Auslöser

❑ _______________________

❑ _______________________

❑ _______________________

Begleitsymptome

❑ _______________________

❑ _______________________

❑ _______________________

Was hat geholfen?

____

____

____

____

____

____

Zusätzliche Notizen

____

____

____

____

____

____

Datum _________________________

Tag MO DI MI DO FR SA SO

Schmerzbeginn: _____________________

Schmerzende: _____________________

Dauer: _____________________

Wetterbedingung: _____________________

Temperatur: _____________________

Markiere die Stelle an der du Schmerzen verspürst

Intensität der Schmerzen   0 1 2 3 4 5 6 7 8 9 10

Leichte Schmerzen   Starke Schmerzen

Art der Schmerzen

❑ Stechend   ❑ Ziehend   ❑ Brennend   ❑ Unbeschreibbar

❑ Pochend   ❑ Drückend   ❑ Kribbelnd   ❑ _____________________

Vermutete Auslöser

❑ _____________________

❑ _____________________

❑ _____________________

Begleitsymptome

❑ _____________________

❑ _____________________

❑ _____________________

Was hat geholfen?

____

____

____

____

____

Zusätzliche Notizen

____

____

____

____

____

Datum ________________________

Tag MO   DI   MI   DO   FR   SA   SO

🕐 Schmerzbeginn: ___________________

🕐 Schmerzende: ___________________

🕐 Dauer: ___________________

☀ Wetterbedingung: _______________

🌡 Temperatur: _______________

Markiere die Stelle an der du Schmerzen verspürst

Intensität der Schmerzen   0 1 2 3 4 5 6 7 8 9 10

Leichte Schmerzen   Starke Schmerzen

Art der Schmerzen

- ☐ Stechend
- ☐ Pochend
- ☐ Ziehend
- ☐ Drückend
- ☐ Brennend
- ☐ Kribbelnd
- ☐ Unbeschreibbar
- ☐ ___________________

Vermutete Auslöser

- ☐ ___________________
- ☐ ___________________
- ☐ ___________________

Begleitsymptome

- ☐ ___________________
- ☐ ___________________
- ☐ ___________________

Was hat geholfen?

____
____
____
____
____
____

Zusätzliche Notizen

____
____
____
____
____
____

Datum ______________________

Tag   MO   DI   MI   DO   FR   SA   SO

🕐 Schmerzbeginn: ______________________

🕐 Schmerzende: ______________________

🕐 Dauer: ______________________

☀ Wetterbedingung: ______________________

🌡 Temperatur: ______________________

Markiere die Stelle an der du Schmerzen verspürst

Intensität der Schmerzen   0   1   2   3   4   5   6   7   8   9   10

Leichte Schmerzen   Starke Schmerzen

Art der Schmerzen

❑ Stechend   ❑ Ziehend   ❑ Brennend   ❑ Unbeschreibbar

❑ Pochend   ❑ Drückend   ❑ Kribbelnd   ❑ ______________

Vermutete Auslöser

❑ ______________________

❑ ______________________

❑ ______________________

Begleitsymptome

❑ ______________________

❑ ______________________

❑ ______________________

Was hat geholfen?

____
____
____
____
____
____

Zusätzliche Notizen

____
____
____
____
____
____

Datum _______________________

Tag   MO   DI   MI   DO   FR   SA   SO

🕐 Schmerzbeginn: _______________

🕐 Schmerzende: _______________

🕐 Dauer: _______________

☀ Wetterbedingung: _______________

🌡 Temperatur: _______________

Markiere die Stelle an der du Schmerzen verspürst

Intensität der Schmerzen   0   1   2   3   4   5   6   7   8   9   10

Leichte Schmerzen   Starke Schmerzen

Art der Schmerzen

❑ Stechend   ❑ Ziehend   ❑ Brennend   ❑ Unbeschreibbar

❑ Pochend   ❑ Drückend   ❑ Kribbelnd   ❑ _______________

Vermutete Auslöser

❑ _______________________________

❑ _______________________________

❑ _______________________________

Begleitsymptome

❑ _______________________________

❑ _______________________________

❑ _______________________________

Was hat geholfen?

____

____

____

____

____

____

Zusätzliche Notizen

____

____

____

____

____

____

Datum ___________________________

Tag   MO   DI   MI   DO   FR   SA   SO

🕐 Schmerzbeginn: ___________________

🕐 Schmerzende: ___________________

🕐 Dauer: ___________________

☀ Wetterbedingung: ___________________

🌡 Temperatur: ___________________

Markiere die Stelle an der du Schmerzen verspürst

Intensität der Schmerzen   0 1 2 3 4 5 6 7 8 9 10

Leichte Schmerzen   Starke Schmerzen

Art der Schmerzen

❏ Stechend   ❏ Ziehend   ❏ Brennend   ❏ Unbeschreibbar

❏ Pochend   ❏ Drückend   ❏ Kribbelnd   ❏ ___________________

Vermutete Auslöser

❏ ___________________________________

❏ ___________________________________

❏ ___________________________________

Begleitsymptome

❏ ___________________________________

❏ ___________________________________

❏ ___________________________________

Was hat geholfen?

____

____

____

____

____

____

Zusätzliche Notizen

____

____

____

____

____

____

Datum _________________________

Tag MO DI MI DO FR SA SO

Schmerzbeginn: _____________________

Schmerzende: _____________________

Dauer: _____________________

☀ Wetterbedingung: _____________

🌡 Temperatur: _____________

Markiere die Stelle an der du Schmerzen verspürst

Intensität der Schmerzen   0 1 2 3 4 5 6 7 8 9 10

Leichte Schmerzen   Starke Schmerzen

Art der Schmerzen

❑ Stechend   ❑ Ziehend   ❑ Brennend   ❑ Unbeschreibbar

❑ Pochend   ❑ Drückend   ❑ Kribbelnd   ❑ _____________

Vermutete Auslöser

❑ _____________________

❑ _____________________

❑ _____________________

Begleitsymptome

❑ _____________________

❑ _____________________

❑ _____________________

Was hat geholfen?

____

____

____

____

____

Zusätzliche Notizen

____

____

____

____

____

Datum _______________________

Tag   MO   DI   MI   DO   FR   SA   SO

Schmerzbeginn: _______________

Schmerzende: _______________

Dauer: _______________

Wetterbedingung: _______________

Temperatur: _______________

Markiere die Stelle an der du Schmerzen verspürst

Intensität der Schmerzen   0 1 2 3 4 5 6 7 8 9 10

Leichte Schmerzen   Starke Schmerzen

Art der Schmerzen

❑ Stechend   ❑ Ziehend   ❑ Brennend   ❑ Unbeschreibbar

❑ Pochend   ❑ Drückend   ❑ Kribbelnd   ❑ _______________

Vermutete Auslöser

❑ _______________________________

❑ _______________________________

❑ _______________________________

Begleitsymptome

❑ _______________________________

❑ _______________________________

❑ _______________________________

Was hat geholfen?

____

____

____

____

____

____

Zusätzliche Notizen

____

____

____

____

____

____

| Datum | _________________________ |

Tag   MO   DI   MI   DO   FR   SA   SO

🕐 Schmerzbeginn: ________________
🕐 Schmerzende: ________________
🕐 Dauer: ________________

☀ Wetterbedingung: ______________
🌡 Temperatur: ______________

Markiere die Stelle an der du Schmerzen verspürst

Intensität der Schmerzen   0   1   2   3   4   5   6   7   8   9   10

Leichte Schmerzen   Starke Schmerzen

Art der Schmerzen

❑ Stechend   ❑ Ziehend   ❑ Brennend   ❑ Unbeschreibbar
❑ Pochend   ❑ Drückend   ❑ Kribbelnd   ❑ ____________

Vermutete Auslöser

❑ ________________________
❑ ________________________
❑ ________________________

Begleitsymptome

❑ ________________________
❑ ________________________
❑ ________________________

Was hat geholfen?

Zusätzliche Notizen

Datum

Tag MO DI MI DO FR SA SO

Schmerzbeginn: _______________

Schmerzende: _______________

Dauer: _______________

Wetterbedingung: _______________

Temperatur: _______________

Markiere die Stelle an der du Schmerzen verspürst

Intensität der Schmerzen   0 1 2 3 4 5 6 7 8 9 10

Leichte Schmerzen   Starke Schmerzen

Art der Schmerzen

❏ Stechend   ❏ Ziehend   ❏ Brennend   ❏ Unbeschreibbar

❏ Pochend   ❏ Drückend   ❏ Kribbelnd   ❏ _______________

Vermutete Auslöser

❏ _______________

❏ _______________

❏ _______________

Begleitsymptome

❏ _______________

❏ _______________

❏ _______________

Was hat geholfen?

____

____

____

____

____

____

Zusätzliche Notizen

____

____

____

____

____

____

Datum _______________________

Tag   MO   DI   MI   DO   FR   SA   SO

🕐 Schmerzbeginn: _______________   ☀ Wetterbedingung: _______________
🕐 Schmerzende: _______________   🌡 Temperatur: _______________
🕐 Dauer: _______________

Markiere die Stelle an der du Schmerzen verspürst

Intensität der Schmerzen   0   1   2   3   4   5   6   7   8   9   10

Leichte Schmerzen   Starke Schmerzen

Art der Schmerzen

❑ Stechend   ❑ Ziehend   ❑ Brennend   ❑ Unbeschreibbar
❑ Pochend   ❑ Drückend   ❑ Kribbelnd   ❑ _______________

Vermutete Auslöser

❑ _______________________________
❑ _______________________________
❑ _______________________________

Begleitsymptome

❑ _______________________________
❑ _______________________________
❑ _______________________________

Was hat geholfen?

____
____
____
____
____
____

Zusätzliche Notizen

____
____
____
____
____
____

Datum _______________________

Tag MO   DI   MI   DO   FR   SA   SO

🕐 Schmerzbeginn: _______________________

🕐 Schmerzende: _______________________

🕐 Dauer: _______________________

☀ Wetterbedingung: _______________

🌡 Temperatur: _______________

Markiere die Stelle an der du Schmerzen verspürst

Intensität der Schmerzen   0 1 2 3 4 5 6 7 8 9 10

Leichte Schmerzen   Starke Schmerzen

Art der Schmerzen

❑ Stechend   ❑ Ziehend   ❑ Brennend   ❑ Unbeschreibbar

❑ Pochend   ❑ Drückend   ❑ Kribbelnd   ❑ _______________

Vermutete Auslöser

❑ _______________________

❑ _______________________

❑ _______________________

Begleitsymptome

❑ _______________________

❑ _______________________

❑ _______________________

Was hat geholfen?

____

____

____

____

____

Zusätzliche Notizen

____

____

____

____

____

| Datum _________________________ |

Tag MO DI MI DO FR SA SO

🕐 Schmerzbeginn: _________________

🕐 Schmerzende: _________________

🕐 Dauer: _________________

☀ Wetterbedingung: _________________

🌡 Temperatur: _________________

Markiere die Stelle an der du Schmerzen verspürst

Intensität der Schmerzen   0   1   2   3   4   5   6   7   8   9   10

Leichte Schmerzen   Starke Schmerzen

Art der Schmerzen

❏ Stechend   ❏ Ziehend   ❏ Brennend   ❏ Unbeschreibbar

❏ Pochend   ❏ Drückend   ❏ Kribbelnd   ❏ _____________

Vermutete Auslöser

❏ _________________________________

❏ _________________________________

❏ _________________________________

Begleitsymptome

❏ _________________________________

❏ _________________________________

❏ _________________________________

Was hat geholfen?

____

____

____

____

____

Zusätzliche Notizen

____

____

____

____

____

Datum _______________________

Tag   MO   DI   MI   DO   FR   SA   SO

🕐 Schmerzbeginn: _______________

🕐 Schmerzende: _______________

🕐 Dauer: _______________

☀ Wetterbedingung: _______________

🌡 Temperatur: _______________

Markiere die Stelle an der du Schmerzen verspürst

Intensität der Schmerzen   0 1 2 3 4 5 6 7 8 9 10

Leichte Schmerzen   Starke Schmerzen

Art der Schmerzen

❏ Stechend   ❏ Ziehend   ❏ Brennend   ❏ Unbeschreibbar

❏ Pochend   ❏ Drückend   ❏ Kribbelnd   ❏ _______________

Vermutete Auslöser

❏ _________________________________

❏ _________________________________

❏ _________________________________

Begleitsymptome

❏ _________________________________

❏ _________________________________

❏ _________________________________

Was hat geholfen?

____

____

____

____

____

Zusätzliche Notizen

____

____

____

____

____

Datum _______________________________

Tag   MO   DI   MI   DO   FR   SA   SO

🕐 Schmerzbeginn: _______________

🕐 Schmerzende: _______________

🕐 Dauer: _______________

☀ Wetterbedingung: _______________

🌡 Temperatur: _______________

Markiere die Stelle an der du Schmerzen verspürst

Intensität der Schmerzen   0   1   2   3   4   5   6   7   8   9   10

Leichte Schmerzen   Starke Schmerzen

Art der Schmerzen

❑ Stechend   ❑ Ziehend   ❑ Brennend   ❑ Unbeschreibbar

❑ Pochend   ❑ Drückend   ❑ Kribbelnd   ❑ _______________

Vermutete Auslöser

❑ _______________________________

❑ _______________________________

❑ _______________________________

Begleitsymptome

❑ _______________________________

❑ _______________________________

❑ _______________________________

Was hat geholfen?

____

____

____

____

____

Zusätzliche Notizen

____

____

____

____

____

Datum ______________________

Tag MO DI MI DO FR SA SO

🕐 Schmerzbeginn: ______________________

🕐 Schmerzende: ______________________

🕐 Dauer: ______________________

☀ Wetterbedingung: ______________________

🌡 Temperatur: ______________________

Markiere die Stelle an der du Schmerzen verspürst

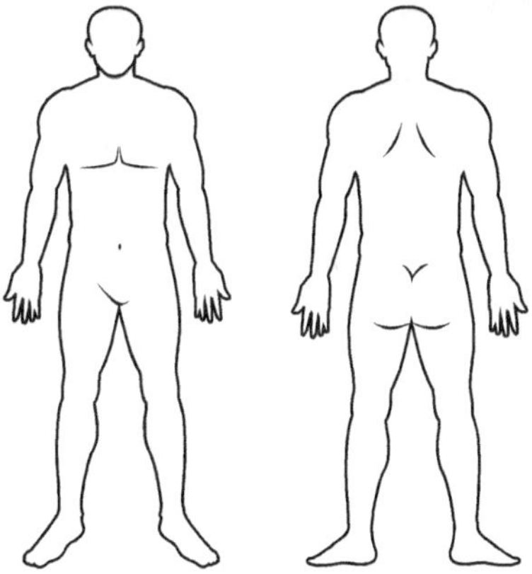

Intensität der Schmerzen   0 1 2 3 4 5 6 7 8 9 10

Leichte Schmerzen   Starke Schmerzen

Art der Schmerzen

❏ Stechend   ❏ Ziehend   ❏ Brennend   ❏ Unbeschreibbar

❏ Pochend   ❏ Drückend   ❏ Kribbelnd   ❏ ______________

Vermutete Auslöser

❏ ______________________________
❏ ______________________________
❏ ______________________________

Begleitsymptome

❏ ______________________________
❏ ______________________________
❏ ______________________________

Was hat geholfen?

____
____
____
____
____
____

Zusätzliche Notizen

____
____
____
____
____
____

Datum _____________________________

Tag MO DI MI DO FR SA SO

🕐 Schmerzbeginn: _____________________

🕐 Schmerzende: _____________________

🕐 Dauer: _____________________

☀ Wetterbedingung: _____________________

🌡 Temperatur: _____________________

Markiere die Stelle an der du Schmerzen verspürst

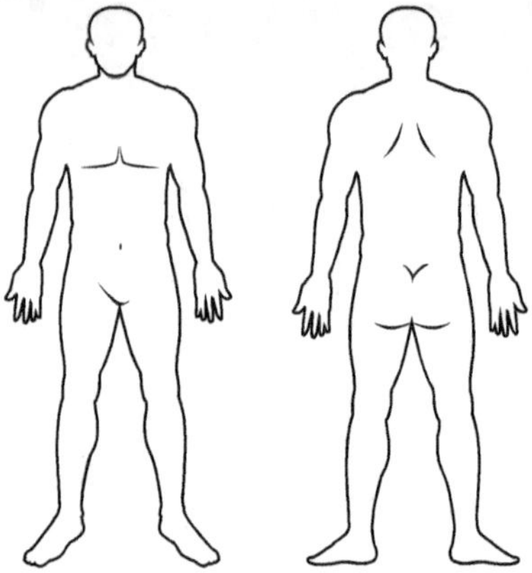

Intensität der Schmerzen   0   1   2   3   4   5   6   7   8   9   10

Leichte Schmerzen   Starke Schmerzen

Art der Schmerzen

❑ Stechend   ❑ Ziehend   ❑ Brennend   ❑ Unbeschreibbar

❑ Pochend   ❑ Drückend   ❑ Kribbelnd   ❑ _______________

Vermutete Auslöser

❑ _______________________________

❑ _______________________________

❑ _______________________________

Begleitsymptome

❑ _______________________________

❑ _______________________________

❑ _______________________________

Was hat geholfen?

____

____

____

____

____

____

Zusätzliche Notizen

____

____

____

____

____

____

Datum _______________________

Tag   MO   DI   MI   DO   FR   SA   SO

🕐 Schmerzbeginn: _______________

🕐 Schmerzende: _______________

🕐 Dauer: _______________

☀ Wetterbedingung: _______________

🌡 Temperatur: _______________

Markiere die Stelle an der du Schmerzen verspürst

Intensität der Schmerzen   0 1 2 3 4 5 6 7 8 9 10

Leichte Schmerzen   Starke Schmerzen

Art der Schmerzen

❑ Stechend   ❑ Ziehend   ❑ Brennend   ❑ Unbeschreibbar

❑ Pochend   ❑ Drückend   ❑ Kribbelnd   ❑ _______________

Vermutete Auslöser

❑ _______________________

❑ _______________________

❑ _______________________

Begleitsymptome

❑ _______________________

❑ _______________________

❑ _______________________

Was hat geholfen?

____

____

____

____

____

____

Zusätzliche Notizen

____

____

____

____

____

____

Datum ________________________

Tag   MO   DI   MI   DO   FR   SA   SO

🕐 Schmerzbeginn: ________________

🕐 Schmerzende: ________________

🕐 Dauer: ________________

☀ Wetterbedingung: ________________

🌡 Temperatur: ________________

Markiere die Stelle an der du Schmerzen verspürst

Intensität der Schmerzen   0   1   2   3   4   5   6   7   8   9   10

Leichte Schmerzen   Starke Schmerzen

Art der Schmerzen

❑ Stechend   ❑ Ziehend   ❑ Brennend   ❑ Unbeschreibbar

❑ Pochend   ❑ Drückend   ❑ Kribbelnd   ❑ ________________

Vermutete Auslöser

❑ ________________________

❑ ________________________

❑ ________________________

Begleitsymptome

❑ ________________________

❑ ________________________

❑ ________________________

Was hat geholfen?

____

____

____

____

____

____

Zusätzliche Notizen

____

____

____

____

____

____

Datum _________________________

Tag   MO   DI   MI   DO   FR   SA   SO

Schmerzbeginn: _____________________

Schmerzende: _____________________

Dauer: _____________________

Wetterbedingung: _____________

Temperatur: _____________

Markiere die Stelle an der du Schmerzen verspürst

Intensität der Schmerzen   0   1   2   3   4   5   6   7   8   9   10

Leichte Schmerzen   Starke Schmerzen

Art der Schmerzen

❑ Stechend ❑ Ziehend ❑ Brennend ❑ Unbeschreibbar

❑ Pochend ❑ Drückend ❑ Kribbelnd ❑ _____________

Vermutete Auslöser

❑ _____________________________

❑ _____________________________

❑ _____________________________

Begleitsymptome

❑ _____________________________

❑ _____________________________

❑ _____________________________

Was hat geholfen?

____

____

____

____

____

Zusätzliche Notizen

____

____

____

____

____

Datum _______________________

Tag MO   DI   MI   DO   FR   SA   SO

🕐 Schmerzbeginn: _______________

🕐 Schmerzende: _______________

🕐 Dauer: _______________

☀ Wetterbedingung: _______________

🌡 Temperatur: _______________

Markiere die Stelle an der du Schmerzen verspürst

Intensität der Schmerzen   0   1   2   3   4   5   6   7   8   9   10

Leichte Schmerzen   Starke Schmerzen

Art der Schmerzen

❏ Stechend ❏ Ziehend ❏ Brennend ❏ Unbeschreibbar

❏ Pochend ❏ Drückend ❏ Kribbelnd ❏ _______________

Vermutete Auslöser

❏ _______________________
❏ _______________________
❏ _______________________

Begleitsymptome

❏ _______________________
❏ _______________________
❏ _______________________

Was hat geholfen?

____
____
____
____
____

Zusätzliche Notizen

____
____
____
____
____

Datum _______________________

Tag   MO   DI   MI   DO   FR   SA   SO

🕐 Schmerzbeginn: _________________

🕐 Schmerzende: _________________

🕐 Dauer: _________________

☀ Wetterbedingung: _____________

🌡 Temperatur: _____________

Markiere die Stelle an der du Schmerzen verspürst

Intensität der Schmerzen   0 1 2 3 4 5 6 7 8 9 10

Leichte Schmerzen   Starke Schmerzen

Art der Schmerzen

❑ Stechend   ❑ Ziehend   ❑ Brennend   ❑ Unbeschreibbar

❑ Pochend   ❑ Drückend   ❑ Kribbelnd   ❑ _____________

Vermutete Auslöser

❑ _____________________

❑ _____________________

❑ _____________________

Begleitsymptome

❑ _____________________

❑ _____________________

❑ _____________________

Was hat geholfen?

____

____

____

____

____

Zusätzliche Notizen

____

____

____

____

____

| **Datum** __________________________ |

Tag   MO   DI   MI   DO   FR   SA   SO

🕐 Schmerzbeginn: __________________

🕐 Schmerzende: __________________

🕐 Dauer: __________________

☀ Wetterbedingung: __________________

🌡 Temperatur: __________________

Markiere die Stelle an der du Schmerzen verspürst

Intensität der Schmerzen   0   1   2   3   4   5   6   7   8   9   10

Leichte Schmerzen   Starke Schmerzen

Art der Schmerzen

❑ Stechend   ❑ Ziehend   ❑ Brennend   ❑ Unbeschreibbar

❑ Pochend   ❑ Drückend   ❑ Kribbelnd   ❑ __________________

Vermutete Auslöser

❑ __________________________

❑ __________________________

❑ __________________________

Begleitsymptome

❑ __________________________

❑ __________________________

❑ __________________________

Was hat geholfen?

____
____
____
____
____
____

Zusätzliche Notizen

____
____
____
____
____
____

Datum _______________________

Tag MO DI MI DO FR SA SO

🕐 Schmerzbeginn: _______________

🕐 Schmerzende: _______________

🕐 Dauer: _______________

☀ Wetterbedingung: _______________

🌡 Temperatur: _______________

Intensität der Schmerzen   0 1 2 3 4 5 6 7 8 9 10

Leichte Schmerzen   Starke Schmerzen

Art der Schmerzen

❏ Stechend   ❏ Ziehend   ❏ Brennend   ❏ Unbeschreibbar

❏ Pochend   ❏ Drückend   ❏ Kribbelnd   ❏ _______________

Vermutete Auslöser

❏ _______________________

❏ _______________________

❏ _______________________

Begleitsymptome

❏ _______________________

❏ _______________________

❏ _______________________

Was hat geholfen?

____

____

____

____

____

Zusätzliche Notizen

____

____

____

____

____

| **Datum** _________________________ |

Tag MO   DI   MI   DO   FR   SA   SO

🕐 Schmerzbeginn: _____________________

🕐 Schmerzende: _____________________

🕐 Dauer: _____________________

☀ Wetterbedingung: _____________

🌡 Temperatur: _____________

Markiere die Stelle an der du Schmerzen verspürst

Intensität der Schmerzen   0   1   2   3   4   5   6   7   8   9   10

Leichte Schmerzen   Starke Schmerzen

Art der Schmerzen

❑ Stechend   ❑ Ziehend   ❑ Brennend   ❑ Unbeschreibbar

❑ Pochend   ❑ Drückend   ❑ Kribbelnd   ❑ _____________

Vermutete Auslöser

❑ _______________________________

❑ _______________________________

❑ _______________________________

Begleitsymptome

❑ _______________________________

❑ _______________________________

❑ _______________________________

Was hat geholfen?

____

____

____

____

____

Zusätzliche Notizen

____

____

____

____

____

Tag   MO   DI   MI   DO   FR   SA   SO

🕐 Schmerzbeginn: ______________

🕐 Schmerzende: ______________

🕐 Dauer: ______________

☀ Wetterbedingung: ______________

🌡 Temperatur: ______________

Markiere die Stelle an der du Schmerzen verspürst

Intensität der Schmerzen   0 1 2 3 4 5 6 7 8 9 10

Leichte Schmerzen   Starke Schmerzen

Art der Schmerzen

❏ Stechend   ❏ Ziehend   ❏ Brennend   ❏ Unbeschreibbar

❏ Pochend   ❏ Drückend   ❏ Kribbelnd   ❏ ______________

Vermutete Auslöser

❏ ______________________

❏ ______________________

❏ ______________________

Begleitsymptome

❏ ______________________

❏ ______________________

❏ ______________________

Was hat geholfen?

____

____

____

____

____

____

Zusätzliche Notizen

____

____

____

____

____

____

| **Datum** | ______________________________ |

Tag   MO   DI   MI   DO   FR   SA   SO

🕐 Schmerzbeginn: ___________________

🕐 Schmerzende: ___________________

🕐 Dauer: ___________________

☀ Wetterbedingung: _______________

🌡 Temperatur: _______________

Markiere die Stelle an der du Schmerzen verspürst

Intensität der Schmerzen   0   1   2   3   4   5   6   7   8   9   10

Leichte Schmerzen   Starke Schmerzen

Art der Schmerzen

❏ Stechend   ❏ Ziehend   ❏ Brennend   ❏ Unbeschreibbar

❏ Pochend   ❏ Drückend   ❏ Kribbelnd   ❏ ______________

Vermutete Auslöser

❏ ________________________________

❏ ________________________________

❏ ________________________________

Begleitsymptome

❏ ________________________________

❏ ________________________________

❏ ________________________________

Was hat geholfen?

____

____

____

____

____

Zusätzliche Notizen

____

____

____

____

____

Datum _______________________

Tag MO DI MI DO FR SA SO

Schmerzbeginn: _______________

Schmerzende: _______________

Dauer: _______________

☀ Wetterbedingung: _______________

🌡 Temperatur: _______________

Markiere die Stelle an der du Schmerzen verspürst

Intensität der Schmerzen   0 1 2 3 4 5 6 7 8 9 10

Leichte Schmerzen   Starke Schmerzen

Art der Schmerzen

❏ Stechend ❏ Ziehend ❏ Brennend ❏ Unbeschreibbar

❏ Pochend ❏ Drückend ❏ Kribbelnd ❏ _______________

Vermutete Auslöser

❏ _______________________

❏ _______________________

❏ _______________________

Begleitsymptome

❏ _______________________

❏ _______________________

❏ _______________________

Was hat geholfen?

____

____

____

____

____

____

Zusätzliche Notizen

____

____

____

____

____

____

Datum _______________________

Tag   MO   DI   MI   DO   FR   SA   SO

🕐 Schmerzbeginn: _______________   ☀ Wetterbedingung: _______________
🕐 Schmerzende: _______________   🌡 Temperatur: _______________
🕐 Dauer: _______________

Markiere die Stelle an der du Schmerzen verspürst

Intensität der Schmerzen   0   1   2   3   4   5   6   7   8   9   10

Leichte Schmerzen   Starke Schmerzen

Art der Schmerzen

❏ Stechend   ❏ Ziehend   ❏ Brennend   ❏ Unbeschreibbar
❏ Pochend   ❏ Drückend   ❏ Kribbelnd   ❏ _______________

Vermutete Auslöser

❏ _______________________________
❏ _______________________________
❏ _______________________________

Begleitsymptome

❏ _______________________________
❏ _______________________________
❏ _______________________________

Was hat geholfen?

____
____
____
____
____
____

Zusätzliche Notizen

____
____
____
____
____
____

Datum _______________________

Tag   MO   DI   MI   DO   FR   SA   SO

🕐 Schmerzbeginn: _______________________

🕐 Schmerzende: _______________________

🕐 Dauer: _______________________

☀ Wetterbedingung: _______________________

🌡 Temperatur: _______________________

Intensität der Schmerzen   0 1 2 3 4 5 6 7 8 9 10

Leichte Schmerzen   Starke Schmerzen

Art der Schmerzen

❑ Stechend   ❑ Ziehend   ❑ Brennend   ❑ Unbeschreibbar

❑ Pochend   ❑ Drückend   ❑ Kribbelnd   ❑ _______________

Vermutete Auslöser

❑ _______________________

❑ _______________________

❑ _______________________

Begleitsymptome

❑ _______________________

❑ _______________________

❑ _______________________

Was hat geholfen?

____

____

____

____

____

Zusätzliche Notizen

____

____

____

____

____

Datum _______________________

Tag   MO   DI   MI   DO   FR   SA   SO

🕐 Schmerzbeginn: _______________

🕐 Schmerzende: _______________

🕐 Dauer: _______________

☀ Wetterbedingung: _______________

🌡 Temperatur: _______________

Markiere die Stelle an der du Schmerzen verspürst

Intensität der Schmerzen   0   1   2   3   4   5   6   7   8   9   10

Leichte Schmerzen   Starke Schmerzen

Art der Schmerzen

❏ Stechend   ❏ Ziehend   ❏ Brennend   ❏ Unbeschreibbar

❏ Pochend   ❏ Drückend   ❏ Kribbelnd   ❏ _______________

Vermutete Auslöser

❏ _______________________________

❏ _______________________________

❏ _______________________________

Begleitsymptome

❏ _______________________________

❏ _______________________________

❏ _______________________________

Was hat geholfen?

____

____

____

____

____

____

Zusätzliche Notizen

____

____

____

____

____

____

| **Datum** _________________________ |

Tag MO DI MI DO FR SA SO

Schmerzbeginn: ___________________

Schmerzende: ___________________

Dauer: ___________________

Wetterbedingung: _______________

Temperatur: _______________

Markiere die Stelle an der du Schmerzen verspürst

Intensität der Schmerzen 0 1 2 3 4 5 6 7 8 9 10

Leichte Schmerzen   Starke Schmerzen

Art der Schmerzen

❑ Stechend ❑ Ziehend ❑ Brennend ❑ Unbeschreibbar

❑ Pochend ❑ Drückend ❑ Kribbelnd ❑ _______________

Vermutete Auslöser

❑ _______________________________

❑ _______________________________

❑ _______________________________

Begleitsymptome

❑ _______________________________

❑ _______________________________

❑ _______________________________

Was hat geholfen?

____

____

____

____

____

____

Zusätzliche Notizen

____

____

____

____

____

____

$$\boxed{\textbf{Datum} \quad \rule{6cm}{0.4pt}}$$

Tag   MO   DI   MI   DO   FR   SA   SO

Schmerzbeginn: _________________

Schmerzende: _________________

Dauer: _________________

☀ Wetterbedingung: _________________

🌡 Temperatur: _________________

Markiere die Stelle an der du Schmerzen verspürst

Intensität der Schmerzen   0   1   2   3   4   5   6   7   8   9   10

Leichte Schmerzen   Starke Schmerzen

Art der Schmerzen

❑ Stechend ❑ Ziehend ❑ Brennend ❑ Unbeschreibbar

❑ Pochend ❑ Drückend ❑ Kribbelnd ❑ _____________

Vermutete Auslöser

❑ _____________________

❑ _____________________

❑ _____________________

Begleitsymptome

❑ _____________________

❑ _____________________

❑ _____________________

Was hat geholfen?

____

____

____

____

____

Zusätzliche Notizen

____

____

____

____

____

Datum ______________________________

Tag   MO   DI   MI   DO   FR   SA   SO

🕐 Schmerzbeginn: __________________

🕐 Schmerzende: __________________

🕐 Dauer: __________________

☀ Wetterbedingung: ______________

🌡 Temperatur: ______________

Markiere die Stelle an der du Schmerzen verspürst

Intensität der Schmerzen   0   1   2   3   4   5   6   7   8   9   10

Leichte Schmerzen   Starke Schmerzen

Art der Schmerzen

❑ Stechend   ❑ Ziehend   ❑ Brennend   ❑ Unbeschreibbar

❑ Pochend   ❑ Drückend   ❑ Kribbelnd   ❑ ______________

Vermutete Auslöser

❑ ________________________

❑ ________________________

❑ ________________________

Begleitsymptome

❑ ________________________

❑ ________________________

❑ ________________________

Was hat geholfen?

____

____

____

____

____

Zusätzliche Notizen

____

____

____

____

____

Datum _____________________________

Tag　MO　DI　MI　DO　FR　SA　SO

🕐 Schmerzbeginn: _____________________

🕐 Schmerzende: _____________________

🕐 Dauer: _____________________

☀ Wetterbedingung: _____________

🌡 Temperatur: _____________

Markiere die Stelle an der du Schmerzen verspürst

Intensität der Schmerzen　　0　1　2　3　4　5　6　7　8　9　10

Leichte Schmerzen　　　　　　Starke Schmerzen

Art der Schmerzen

❏ Stechend　　❏ Ziehend　　❏ Brennend　　❏ Unbeschreibbar

❏ Pochend　　❏ Drückend　　❏ Kribbelnd　　❏ _____________

Vermutete Auslöser

❏ _____________________________

❏ _____________________________

❏ _____________________________

Begleitsymptome

❏ _____________________________

❏ _____________________________

❏ _____________________________

Was hat geholfen?

____

____

____

____

____

Zusätzliche Notizen

____

____

____

____

____

Datum _______________________________

Tag   MO   DI   MI   DO   FR   SA   SO

🕐 Schmerzbeginn: _____________________

🕐 Schmerzende: _____________________

🕐 Dauer: _____________________

☀ Wetterbedingung: _____________________

🌡 Temperatur: _____________________

Markiere die Stelle an der du Schmerzen verspürst

Intensität der Schmerzen   0 1 2 3 4 5 6 7 8 9 10

Leichte Schmerzen   Starke Schmerzen

Art der Schmerzen

- ❑ Stechend
- ❑ Pochend
- ❑ Ziehend
- ❑ Drückend
- ❑ Brennend
- ❑ Kribbelnd
- ❑ Unbeschreibbar
- ❑ _______________

Vermutete Auslöser

- ❑ _______________________________
- ❑ _______________________________
- ❑ _______________________________

Begleitsymptome

- ❑ _______________________________
- ❑ _______________________________
- ❑ _______________________________

Was hat geholfen?

____

____

____

____

____

Zusätzliche Notizen

____

____

____

____

____

Datum _______________________

Tag   MO   DI   MI   DO   FR   SA   SO

🕐 Schmerzbeginn: _______________

🕐 Schmerzende: _______________

🕐 Dauer: _______________

☀ Wetterbedingung: _______________

🌡 Temperatur: _______________

Markiere die Stelle an der du Schmerzen verspürst

Intensität der Schmerzen   0   1   2   3   4   5   6   7   8   9   10

Leichte Schmerzen   Starke Schmerzen

Art der Schmerzen

☐ Stechend   ☐ Ziehend   ☐ Brennend   ☐ Unbeschreibbar

☐ Pochend   ☐ Drückend   ☐ Kribbelnd   ☐ _______________

Vermutete Auslöser

☐ _______________________
☐ _______________________
☐ _______________________

Begleitsymptome

☐ _______________________
☐ _______________________
☐ _______________________

Was hat geholfen?

____
____
____
____
____
____

Zusätzliche Notizen

____
____
____
____
____
____

Datum _______________________

Tag   MO   DI   MI   DO   FR   SA   SO

🕐 Schmerzbeginn: ________________

🕐 Schmerzende: ________________

🕐 Dauer: ________________

☀ Wetterbedingung: ______________

🌡 Temperatur: ______________

Markiere die Stelle an der du Schmerzen verspürst

Intensität der Schmerzen   0 1 2 3 4 5 6 7 8 9 10

Leichte Schmerzen   Starke Schmerzen

Art der Schmerzen

❑ Stechend   ❑ Ziehend   ❑ Brennend   ❑ Unbeschreibbar

❑ Pochend   ❑ Drückend   ❑ Kribbelnd   ❑ ______________

Vermutete Auslöser

❑ _________________________________

❑ _________________________________

❑ _________________________________

Begleitsymptome

❑ _________________________________

❑ _________________________________

❑ _________________________________

Was hat geholfen?

____

____

____

____

____

Zusätzliche Notizen

____

____

____

____

____

| **Datum** ___________________________ |

Tag MO DI MI DO FR SA SO

🕐 Schmerzbeginn: _________________

🕐 Schmerzende: _________________

🕐 Dauer: _________________

☀ Wetterbedingung: _____________

🌡 Temperatur: _____________

Intensität der Schmerzen 0 1 2 3 4 5 6 7 8 9 10

Leichte Schmerzen   Starke Schmerzen

Art der Schmerzen

❑ Stechend ❑ Ziehend ❑ Brennend ❑ Unbeschreibbar

❑ Pochend ❑ Drückend ❑ Kribbelnd ❑ _____________

Vermutete Auslöser

❑ _______________________

❑ _______________________

❑ _______________________

Begleitsymptome

❑ _______________________

❑ _______________________

❑ _______________________

Was hat geholfen?

____

____

____

____

____

____

Zusätzliche Notizen

____

____

____

____

____

____

| **Datum** ________________________ |

Tag MO DI MI DO FR SA SO

🕐 Schmerzbeginn: _________________

🕐 Schmerzende: _________________

🕐 Dauer: _________________

☀ Wetterbedingung: _______________

🌡 Temperatur: _______________

Markiere die Stelle an der du Schmerzen verspürst

Intensität der Schmerzen 0 1 2 3 4 5 6 7 8 9 10

Leichte Schmerzen   Starke Schmerzen

Art der Schmerzen

☐ Stechend ☐ Ziehend ☐ Brennend ☐ Unbeschreibbar

☐ Pochend ☐ Drückend ☐ Kribbelnd ☐ ______________

Vermutete Auslöser

☐ _________________________

☐ _________________________

☐ _________________________

Begleitsymptome

☐ _________________________

☐ _________________________

☐ _________________________

Was hat geholfen?

____

____

____

____

____

____

Zusätzliche Notizen

____

____

____

____

____

____

Datum ____________________

Tag   MO   DI   MI   DO   FR   SA   SO

🕐 Schmerzbeginn: ____________________

🕐 Schmerzende: ____________________

🕐 Dauer: ____________________

☀ Wetterbedingung: ____________________

🌡 Temperatur: ____________________

Markiere die Stelle an der du Schmerzen verspürst

Intensität der Schmerzen   0 1 2 3 4 5 6 7 8 9 10

Leichte Schmerzen   Starke Schmerzen

Art der Schmerzen

- ❑ Stechend
- ❑ Pochend
- ❑ Ziehend
- ❑ Drückend
- ❑ Brennend
- ❑ Kribbelnd
- ❑ Unbeschreibbar
- ❑ ____________________

Vermutete Auslöser

- ❑ ____________________
- ❑ ____________________
- ❑ ____________________

Begleitsymptome

- ❑ ____________________
- ❑ ____________________
- ❑ ____________________

Was hat geholfen?

____
____
____
____
____
____

Zusätzliche Notizen

____
____
____
____
____
____

Tag MO DI MI DO FR SA SO

Schmerzbeginn: _________________

Schmerzende: _________________

Dauer: _________________

☀ Wetterbedingung: _________________

🌡 Temperatur: _________________

Markiere die Stelle an der du Schmerzen verspürst

Intensität der Schmerzen   0 1 2 3 4 5 6 7 8 9 10

Leichte Schmerzen   Starke Schmerzen

Art der Schmerzen

❑ Stechend   ❑ Ziehend   ❑ Brennend   ❑ Unbeschreibbar

❑ Pochend   ❑ Drückend   ❑ Kribbelnd   ❑ _____________

Vermutete Auslöser

❑ _____________________

❑ _____________________

❑ _____________________

Begleitsymptome

❑ _____________________

❑ _____________________

❑ _____________________

Was hat geholfen?

____

____

____

____

____

Zusätzliche Notizen

____

____

____

____

____

Datum _______________________

Tag   MO   DI   MI   DO   FR   SA   SO

🕐 Schmerzbeginn: _______________

🕐 Schmerzende: _______________

🕐 Dauer: _______________

☀ Wetterbedingung: _______________

🌡 Temperatur: _______________

Markiere die Stelle an der du Schmerzen verspürst

Intensität der Schmerzen   0   1   2   3   4   5   6   7   8   9   10

Leichte Schmerzen   Starke Schmerzen

Art der Schmerzen

❑ Stechend   ❑ Ziehend   ❑ Brennend   ❑ Unbeschreibbar

❑ Pochend   ❑ Drückend   ❑ Kribbelnd   ❑ _______________

Vermutete Auslöser

❑ _______________________

❑ _______________________

❑ _______________________

Begleitsymptome

❑ _______________________

❑ _______________________

❑ _______________________

Was hat geholfen?

____

____

____

____

____

____

Zusätzliche Notizen

____

____

____

____

____

____

Datum _______________________

Tag MO   DI   MI   DO   FR   SA   SO

🕐 Schmerzbeginn: _______________

🕐 Schmerzende: _______________

🕐 Dauer: _______________

☀ Wetterbedingung: _______________

🌡 Temperatur: _______________

Markiere die Stelle an der du Schmerzen verspürst

Intensität der Schmerzen   0 1 2 3 4 5 6 7 8 9 10

Leichte Schmerzen   Starke Schmerzen

Art der Schmerzen

❑ Stechend   ❑ Ziehend   ❑ Brennend   ❑ Unbeschreibbar

❑ Pochend   ❑ Drückend   ❑ Kribbelnd   ❑ _______________

Vermutete Auslöser

❑ _______________________

❑ _______________________

❑ _______________________

Begleitsymptome

❑ _______________________

❑ _______________________

❑ _______________________

Was hat geholfen?

____

____

____

____

____

Zusätzliche Notizen

____

____

____

____

____

Datum ____________________

Tag   MO   DI   MI   DO   FR   SA   SO

🕐 Schmerzbeginn: ____________________

🕐 Schmerzende: ____________________

🕐 Dauer: ____________________

☀ Wetterbedingung: ____________________

🌡 Temperatur: ____________________

Intensität der Schmerzen   0   1   2   3   4   5   6   7   8   9   10

Leichte Schmerzen   Starke Schmerzen

Art der Schmerzen

❑ Stechend   ❑ Ziehend   ❑ Brennend   ❑ Unbeschreibbar

❑ Pochend   ❑ Drückend   ❑ Kribbelnd   ❑ ____________

Vermutete Auslöser

❑ ________________________

❑ ________________________

❑ ________________________

Begleitsymptome

❑ ________________________

❑ ________________________

❑ ________________________

Was hat geholfen?

____

____

____

____

____

____

Zusätzliche Notizen

____

____

____

____

____

____

Datum ______________________

Tag MO DI MI DO FR SA SO

🕐 Schmerzbeginn: ________________

🕐 Schmerzende: ________________

🕐 Dauer: ________________

☀ Wetterbedingung: ____________

🌡 Temperatur: ____________

Markiere die Stelle an der du Schmerzen verspürst

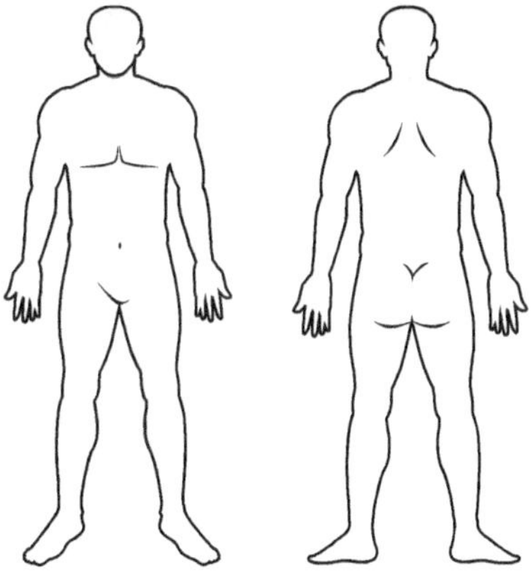

Intensität der Schmerzen   0 1 2 3 4 5 6 7 8 9 10

Leichte Schmerzen   Starke Schmerzen

Art der Schmerzen

❑ Stechend   ❑ Ziehend   ❑ Brennend   ❑ Unbeschreibbar

❑ Pochend   ❑ Drückend   ❑ Kribbelnd   ❑ ____________

Vermutete Auslöser

❑ ____________________________

❑ ____________________________

❑ ____________________________

Begleitsymptome

❑ ____________________________

❑ ____________________________

❑ ____________________________

Was hat geholfen?

____

____

____

____

____

Zusätzliche Notizen

____

____

____

____

____

Datum _______________________________

Tag   MO   DI   MI   DO   FR   SA   SO

🕐 Schmerzbeginn: _______________

🕐 Schmerzende: _______________

🕐 Dauer: _______________

☀ Wetterbedingung: _______________

🌡 Temperatur: _______________

Markiere die Stelle an der du Schmerzen verspürst

Intensität der Schmerzen   0   1   2   3   4   5   6   7   8   9   10

Leichte Schmerzen   Starke Schmerzen

Art der Schmerzen

❑ Stechend   ❑ Ziehend   ❑ Brennend   ❑ Unbeschreibbar

❑ Pochend   ❑ Drückend   ❑ Kribbelnd   ❑ _______________

Vermutete Auslöser

❑ _______________________________

❑ _______________________________

❑ _______________________________

Begleitsymptome

❑ _______________________________

❑ _______________________________

❑ _______________________________

Was hat geholfen?

____

____

____

____

____

____

Zusätzliche Notizen

____

____

____

____

____

____

Datum _______________________

Tag MO DI MI DO FR SA SO

🕐 Schmerzbeginn: _______________

🕐 Schmerzende: _______________

🕐 Dauer: _______________

☀ Wetterbedingung: _______________

🌡 Temperatur: _______________

Markiere die Stelle an der du Schmerzen verspürst

Intensität der Schmerzen   0 1 2 3 4 5 6 7 8 9 10

Leichte Schmerzen   Starke Schmerzen

Art der Schmerzen

❑ Stechend   ❑ Ziehend   ❑ Brennend   ❑ Unbeschreibbar

❑ Pochend   ❑ Drückend   ❑ Kribbelnd   ❑ _______________

Vermutete Auslöser

❑ _______________________________

❑ _______________________________

❑ _______________________________

Begleitsymptome

❑ _______________________________

❑ _______________________________

❑ _______________________________

Was hat geholfen?

____

____

____

____

____

Zusätzliche Notizen

____

____

____

____

____

Datum ________________________

Tag MO DI MI DO FR SA SO

Schmerzbeginn: ____________________

Schmerzende: ____________________

Dauer: ____________________

Wetterbedingung: ____________________

Temperatur: ____________________

Markiere die Stelle an der du Schmerzen verspürst

Intensität der Schmerzen   0 1 2 3 4 5 6 7 8 9 10

Leichte Schmerzen   Starke Schmerzen

Art der Schmerzen

- ❏ Stechend
- ❏ Pochend
- ❏ Ziehend
- ❏ Drückend
- ❏ Brennend
- ❏ Kribbelnd
- ❏ Unbeschreibbar
- ❏ ____________________

Vermutete Auslöser

- ❏ ____________________
- ❏ ____________________
- ❏ ____________________

Begleitsymptome

- ❏ ____________________
- ❏ ____________________
- ❏ ____________________

Was hat geholfen?

____
____
____
____
____
____

Zusätzliche Notizen

____
____
____
____
____
____

Datum _______________________

Tag   MO DI MI DO FR SA SO

Schmerzbeginn: _______________

Schmerzende: _______________

Dauer: _______________

Wetterbedingung: _______________

Temperatur: _______________

Markiere die Stelle an der du Schmerzen verspürst

Intensität der Schmerzen   0 1 2 3 4 5 6 7 8 9 10

Leichte Schmerzen   Starke Schmerzen

Art der Schmerzen

❑ Stechend   ❑ Ziehend   ❑ Brennend   ❑ Unbeschreibbar

❑ Pochend   ❑ Drückend   ❑ Kribbelnd   ❑ _______________

Vermutete Auslöser

❑ _______________________

❑ _______________________

❑ _______________________

Begleitsymptome

❑ _______________________

❑ _______________________

❑ _______________________

Was hat geholfen?

____

____

____

____

____

Zusätzliche Notizen

____

____

____

____

____

Datum ______________________________

Tag MO   DI   MI   DO   FR   SA   SO

🕐 Schmerzbeginn: ______________

🕐 Schmerzende: ______________

🕐 Dauer: ______________

☀ Wetterbedingung: ______________

🌡 Temperatur: ______________

Markiere die Stelle an der du Schmerzen verspürst

Intensität der Schmerzen   0   1   2   3   4   5   6   7   8   9   10

Leichte Schmerzen   Starke Schmerzen

Art der Schmerzen

❑ Stechend   ❑ Ziehend   ❑ Brennend   ❑ Unbeschreibbar

❑ Pochend   ❑ Drückend   ❑ Kribbelnd   ❑ ______________

Vermutete Auslöser

❑ ______________________________

❑ ______________________________

❑ ______________________________

Begleitsymptome

❑ ______________________________

❑ ______________________________

❑ ______________________________

Was hat geholfen?

____

____

____

____

____

Zusätzliche Notizen

____

____

____

____

____

Datum ___________________________

Tag   MO   DI   MI   DO   FR   SA   SO

🕐 Schmerzbeginn: __________________

🕐 Schmerzende: __________________

🕐 Dauer: __________________

☀ Wetterbedingung: _______________

🌡 Temperatur: _______________

Markiere die Stelle an der du Schmerzen verspürst

Intensität der Schmerzen   0 1 2 3 4 5 6 7 8 9 10

Leichte Schmerzen   Starke Schmerzen

Art der Schmerzen

❑ Stechend   ❑ Ziehend   ❑ Brennend   ❑ Unbeschreibbar

❑ Pochend   ❑ Drückend   ❑ Kribbelnd   ❑ _______________

Vermutete Auslöser

❑ ________________________________

❑ ________________________________

❑ ________________________________

Begleitsymptome

❑ ________________________________

❑ ________________________________

❑ ________________________________

Was hat geholfen?

Zusätzliche Notizen

Datum _______________________

Tag   MO   DI   MI   DO   FR   SA   SO

🕐 Schmerzbeginn: _______________

🕐 Schmerzende: _______________

🕐 Dauer: _______________

☀ Wetterbedingung: _______________

🌡 Temperatur: _______________

Markiere die Stelle an der du Schmerzen verspürst

Intensität der Schmerzen   0   1   2   3   4   5   6   7   8   9   10

Leichte Schmerzen   Starke Schmerzen

Art der Schmerzen

❑ Stechend   ❑ Ziehend   ❑ Brennend   ❑ Unbeschreibbar

❑ Pochend   ❑ Drückend   ❑ Kribbelnd   ❑ _______________

Vermutete Auslöser

❑ _______________________

❑ _______________________

❑ _______________________

Begleitsymptome

❑ _______________________

❑ _______________________

❑ _______________________

Was hat geholfen?

____

____

____

____

____

____

Zusätzliche Notizen

____

____

____

____

____

____

Datum ______________________

Tag   MO   DI   MI   DO   FR   SA   SO

🕐 Schmerzbeginn: ______________________

🕐 Schmerzende: ______________________

🕐 Dauer: ______________________

☀ Wetterbedingung: ______________________

🌡 Temperatur: ______________________

Markiere die Stelle an der du Schmerzen verspürst

Intensität der Schmerzen   0   1   2   3   4   5   6   7   8   9   10

Leichte Schmerzen   Starke Schmerzen

Art der Schmerzen

❑ Stechend   ❑ Ziehend   ❑ Brennend   ❑ Unbeschreibbar

❑ Pochend   ❑ Drückend   ❑ Kribbelnd   ❑ ______________________

Vermutete Auslöser

❑ ______________________

❑ ______________________

❑ ______________________

Begleitsymptome

❑ ______________________

❑ ______________________

❑ ______________________

Was hat geholfen?

____

____

____

____

____

Zusätzliche Notizen

____

____

____

____

____

Datum _____________________

Tag   MO   DI   MI   DO   FR   SA   SO

🕐 Schmerzbeginn: _______________

🕐 Schmerzende: _______________

🕐 Dauer: _______________

☀ Wetterbedingung: _______________

🌡 Temperatur: _______________

Markiere die Stelle an der du Schmerzen verspürst

Intensität der Schmerzen   0 1 2 3 4 5 6 7 8 9 10

Leichte Schmerzen   Starke Schmerzen

Art der Schmerzen

- ❑ Stechend
- ❑ Pochend
- ❑ Ziehend
- ❑ Drückend
- ❑ Brennend
- ❑ Kribbelnd
- ❑ Unbeschreibbar
- ❑ _______________

Vermutete Auslöser

- ❑ _______________
- ❑ _______________
- ❑ _______________

Begleitsymptome

- ❑ _______________
- ❑ _______________
- ❑ _______________

Was hat geholfen?

____

____

____

____

____

____

Zusätzliche Notizen

____

____

____

____

____

____

Datum _______________________________

Tag MO   DI   MI   DO   FR   SA   SO

🕐 Schmerzbeginn: _______________________

🕐 Schmerzende: _______________________

🕐 Dauer: _______________________

☀ Wetterbedingung: _______________

🌡 Temperatur: _______________

Markiere die Stelle an der du Schmerzen verspürst

Intensität der Schmerzen   0 1 2 3 4 5 6 7 8 9 10

Leichte Schmerzen   Starke Schmerzen

Art der Schmerzen

❑ Stechend   ❑ Ziehend   ❑ Brennend   ❑ Unbeschreibbar

❑ Pochend   ❑ Drückend   ❑ Kribbelnd   ❑ _______________

Vermutete Auslöser

❑ _______________________________

❑ _______________________________

❑ _______________________________

Begleitsymptome

❑ _______________________________

❑ _______________________________

❑ _______________________________

Was hat geholfen?

____

____

____

____

____

Zusätzliche Notizen

____

____

____

____

____

Datum	__________________________

Tag MO DI MI DO FR SA SO

🕐 Schmerzbeginn: __________________

🕐 Schmerzende: __________________

🕐 Dauer: __________________

☀ Wetterbedingung: __________________

🌡 Temperatur: __________________

Intensität der Schmerzen   0 1 2 3 4 5 6 7 8 9 10

Leichte Schmerzen   Starke Schmerzen

Art der Schmerzen

❑ Stechend   ❑ Ziehend   ❑ Brennend   ❑ Unbeschreibbar

❑ Pochend   ❑ Drückend   ❑ Kribbelnd   ❑ __________

Vermutete Auslöser

❑ ______________________________

❑ ______________________________

❑ ______________________________

Begleitsymptome

❑ ______________________________

❑ ______________________________

❑ ______________________________

Was hat geholfen?

____

____

____

____

____

Zusätzliche Notizen

____

____

____

____

____

Datum _______________________

Tag   MO   DI   MI   DO   FR   SA   SO

🕐 Schmerzbeginn: _______________

🕐 Schmerzende: _______________

🕐 Dauer: _______________

☀ Wetterbedingung: _______________

🌡 Temperatur: _______________

Markiere die Stelle an der du Schmerzen verspürst

Intensität der Schmerzen   0 1 2 3 4 5 6 7 8 9 10

Leichte Schmerzen   Starke Schmerzen

Art der Schmerzen

❏ Stechend   ❏ Ziehend   ❏ Brennend   ❏ Unbeschreibbar

❏ Pochend   ❏ Drückend   ❏ Kribbelnd   ❏ _______________

Vermutete Auslöser

❏ _____________________________

❏ _____________________________

❏ _____________________________

Begleitsymptome

❏ _____________________________

❏ _____________________________

❏ _____________________________

Was hat geholfen?

____

____

____

____

____

____

Zusätzliche Notizen

____

____

____

____

____

____

Datum ______________________

Tag MO DI MI DO FR SA SO

Schmerzbeginn: ______________________

Schmerzende: ______________________

Dauer: ______________________

☀ Wetterbedingung: ______________________

🌡 Temperatur: ______________________

Markiere die Stelle an der du Schmerzen verspürst

Intensität der Schmerzen   0   1   2   3   4   5   6   7   8   9   10

Leichte Schmerzen   Starke Schmerzen

Art der Schmerzen

❑ Stechend   ❑ Ziehend   ❑ Brennend   ❑ Unbeschreibbar

❑ Pochend   ❑ Drückend   ❑ Kribbelnd   ❑ ______________

Vermutete Auslöser

❑ ______________________________

❑ ______________________________

❑ ______________________________

Begleitsymptome

❑ ______________________________

❑ ______________________________

❑ ______________________________

Was hat geholfen?

____

____

____

____

____

Zusätzliche Notizen

____

____

____

____

____

Datum ______________________________

Tag MO DI MI DO FR SA SO

🕐 Schmerzbeginn: ______________________

🕐 Schmerzende: ______________________

🕐 Dauer: ______________________

☀ Wetterbedingung: ______________

🌡 Temperatur: ______________

Markiere die Stelle an der du Schmerzen verspürst

Intensität der Schmerzen   0 1 2 3 4 5 6 7 8 9 10

Leichte Schmerzen   Starke Schmerzen

Art der Schmerzen

☐ Stechend   ☐ Ziehend   ☐ Brennend   ☐ Unbeschreibbar

☐ Pochend   ☐ Drückend   ☐ Kribbelnd   ☐ ______________

Vermutete Auslöser

☐ ______________________________

☐ ______________________________

☐ ______________________________

Begleitsymptome

☐ ______________________________

☐ ______________________________

☐ ______________________________

Was hat geholfen?

____

____

____

____

____

____

Zusätzliche Notizen

____

____

____

____

____

____

Datum _______________________

Tag MO   DI   MI   DO   FR   SA   SO

🕐 Schmerzbeginn: _______________

🕐 Schmerzende: _______________

🕐 Dauer: _______________

☀ Wetterbedingung: _______________

🌡 Temperatur: _______________

Markiere die Stelle an der du Schmerzen verspürst

Intensität der Schmerzen   0 1 2 3 4 5 6 7 8 9 10

Leichte Schmerzen   Starke Schmerzen

Art der Schmerzen

❑ Stechend   ❑ Ziehend   ❑ Brennend   ❑ Unbeschreibbar

❑ Pochend   ❑ Drückend   ❑ Kribbelnd   ❑ _______________

Vermutete Auslöser

❑ _______________________

❑ _______________________

❑ _______________________

Begleitsymptome

❑ _______________________

❑ _______________________

❑ _______________________

Was hat geholfen?

____

____

____

____

Zusätzliche Notizen

____

____

____

____

Datum _______________________

Tag MO   DI   MI   DO   FR   SA   SO

🕐 Schmerzbeginn: _______________

🕐 Schmerzende: _______________

🕐 Dauer: _______________

☀ Wetterbedingung: _______________

🌡 Temperatur: _______________

Markiere die Stelle an der du Schmerzen verspürst

Intensität der Schmerzen   0   1   2   3   4   5   6   7   8   9   10

Leichte Schmerzen   Starke Schmerzen

Art der Schmerzen

❑ Stechend   ❑ Ziehend   ❑ Brennend   ❑ Unbeschreibbar

❑ Pochend   ❑ Drückend   ❑ Kribbelnd   ❑ _______________

Vermutete Auslöser

❑ _______________________________

❑ _______________________________

❑ _______________________________

Begleitsymptome

❑ _______________________________

❑ _______________________________

❑ _______________________________

Was hat geholfen?

____

____

____

____

____

Zusätzliche Notizen

____

____

____

____

____

Datum _________________________

Tag   MO   DI   MI   DO   FR   SA   SO

🕐 Schmerzbeginn: _________________

🕐 Schmerzende: _________________

🕐 Dauer: _________________

☀ Wetterbedingung: _____________

🌡 Temperatur: _____________

Markiere die Stelle an der du Schmerzen verspürst

Intensität der Schmerzen   0 1 2 3 4 5 6 7 8 9 10

Leichte Schmerzen   Starke Schmerzen

Art der Schmerzen

❏ Stechend   ❏ Ziehend   ❏ Brennend   ❏ Unbeschreibbar

❏ Pochend   ❏ Drückend   ❏ Kribbelnd   ❏ _____________

Vermutete Auslöser

❏ _______________________

❏ _______________________

❏ _______________________

Begleitsymptome

❏ _______________________

❏ _______________________

❏ _______________________

Was hat geholfen?

____

____

____

____

____

Zusätzliche Notizen

____

____

____

____

____

Datum __________________________

Tag   MO   DI   MI   DO   FR   SA   SO

Schmerzbeginn: __________________

Schmerzende: __________________

Dauer: __________________

Wetterbedingung: ______________

Temperatur: ______________

Markiere die Stelle an der du Schmerzen verspürst

Intensität der Schmerzen   0   1   2   3   4   5   6   7   8   9   10

Leichte Schmerzen   Starke Schmerzen

Art der Schmerzen

❑ Stechend   ❑ Ziehend   ❑ Brennend   ❑ Unbeschreibbar

❑ Pochend   ❑ Drückend   ❑ Kribbelnd   ❑ ______________

Vermutete Auslöser

❑ ______________________________

❑ ______________________________

❑ ______________________________

Begleitsymptome

❑ ______________________________

❑ ______________________________

❑ ______________________________

Was hat geholfen?

____

____

____

____

____

____

Zusätzliche Notizen

____

____

____

____

____

____